河南省卫生健康委员会立项资助项目

李鲤医话集

主编 孟 毅 乔明亮 何 华

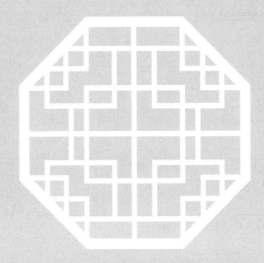

河南科学技术出版社
·郑州·

图书在版编目（CIP）数据

李鲤医话集 / 孟毅，乔明亮，何华主编 . —郑州 : 河南科学技术出版社，
2023.9

ISBN 978-7-5725-1241-4

Ⅰ . ①李⋯   Ⅱ . ①孟⋯ ②乔⋯ ③何⋯   Ⅲ . ①医话—汇编—中国—现代
Ⅳ . ① R249.7

中国国家版本馆 CIP 数据核字（2023）第 126341 号

出版发行：河南科学技术出版社
　　　　　地址：郑州市郑东新区祥盛街27号　　邮编：450016
　　　　　电话：（0371）65788613　　65788625
　　　　　网址：www.hnstp.cn
责任编辑：武丹丹
责任校对：崔春娟
封面设计：张　伟
责任印制：张艳芳
印　　刷：河南新华印刷集团有限公司
经　　销：全国新华书店
开　　本：720 mm×1020 mm　1/16　　印张：13.5　　字数：194千字
版　　次：2023年9月第1版　　2023年9月第1次印刷
定　　价：49.00元

编委会

主　编　孟　毅　乔明亮　何　华
副主编　常学辉　李为民　李　莉
编　委　（按姓氏笔画排序）
　　　　王颖楠　李锋森　姚尾尾　谢鑫玉

主编简介

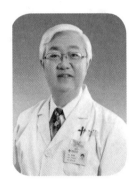

　　孟毅，男，中共党员，河南省中医院（河南中医药大学第二附属医院）教授、主任中医师、博士生导师，第三届河南省名中医。从事中医临床、教学、科研工作36年，效法仲景，旁触百家，善用经方治疗内科常见病及疑难杂症。现任中华中医药学会全科医学分会副主任委员，中华中医药学会脑病分会常务委员，河南省中医药学会全科医学分会主任委员，河南省睡眠研究会副会长，国家中医药管理局中医文化科普巡讲专家。曾获河南省科技进步奖二等奖1项、河南省教育厅科技成果奖一等奖1项，主持或参与国家级、省部级课题10余项，主编及参编医学著作60余部，发表学术论文140余篇。

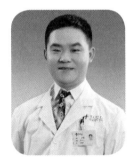

　　乔明亮，男，中医学硕士，河南省中医院（河南中医药大学第二附属医院）主治中医师，河南省第二批中医药青苗人才，主要从事中医药防治脑病的临床、科研工作。现任河南省中西医结合学会老年分会委员，河南省中西医结合学会神经科分会委员，中华中医药学会全科医学分会青年委员，河南省睡眠研究会中医分会常务委员。主持或参与国家级、省部级课题7项，参编著作5部，发表学术论文10余篇。

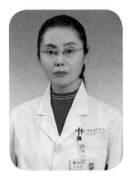

　　何华，女，中共党员，河南省中医院（河南中医药大学第二附属医院）教授、主任中医师、硕士研究生导师，第六批全国老中医药专家学术经验继承工作指导老师，全国优秀中医临床人才。现任中华中医药学会亚健康分会常务委员、老年病分会委员，河南省中医药学会老年病分会常务委员，郑州市中医药学会脑病专业委员会副主任委员，河南中医药大学名医学术研究所副所长。主持或参与国家级、省部级课题10余项，主编及参编医学著作10余部，发表学术论文30余篇。

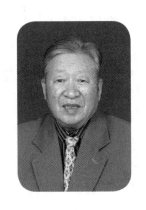

李鲤教授简介

　　李鲤，男，中共党员，1937 年 10 月出生，河南省民权县人。河南中医药大学教授，河南省中医院（河南中医药大学第二附属医院）主任中医师，硕士研究生导师。第三、第四批全国老中医药专家学术经验继承工作指导老师，全国名老中医药专家传承工作室导师，全国优秀中医临床人才研修项目导师，"河南中医事业终身成就奖"获得者，河南省中医院专家顾问组成员、名医师承研究室终身导师。中国老年学学会衰老与抗衰老科学委员会常务委员，中华中医药学会脑病分会委员，河南省中医药学会络病分会顾问。

　　1965 年毕业于河南中医学院（现河南中医药大学）中医系。曾任驻马店地区（现驻马店市）中医院副院长，河南省中医院内科副主任、脑血管病区主任。1995 年被评为河南省卫生系统先进工作者，1997 年被授予河南省中医工作先进个人。

　　李鲤教授从事中医事业 50 余年，擅长治疗中风、痴呆、冠心病、心肌炎等心脑血管疾病；对重症肌无力、肌营养不良、运动神经元病及肺气肿、乙型肝炎、肝硬化、胃炎、食管炎等内科疑难病的治疗积累了丰富的经验。学术上注重阴阳、五行、脏腑、经络整体观念的应用和研究，提出了"寓补于消"的理论，擅长保和丸的临床应用，研制了培土荣木汤、培土生金汤、培土益母汤、培土制水汤、和中宁心汤等10余个临床常用方剂，以及三七消栓胶囊、血管软化丸、消痰通络丸、熄风降压丸等防治中风的院内制剂，疗效显著。

李鲤教授以"寓补于消"理论为指导开展的河南省教育委员会科技攻关项目"血管软化丸治疗高脂血症的临床与实验研究"，获1996年河南省教育委员会科技进步二等奖、河南省科学技术委员会科技进步三等奖。发表了《寓补于消在治疗高脂血症中的应用》《保和丸临床运用经验》等专业论文30余篇。出版《中国老年学》《抗衰老中药学》等专著4部。2007年出版独著《临证保和心鉴——李鲤治疗急难危重症经验》，体现了其深厚的中医理论功底和丰富的临床经验。

前　言

　　李鲤教授，从事中医教学、临床及科研工作五十余载，治学态度严谨，临证实践丰富，积累了宝贵的中医临证经验。名老中医经验是中医药学伟大宝库中的璀璨结晶，为了更好地继承并发扬名医经验，李鲤教授名医工作室编委会先后编写《李鲤学术思想与临证经验》（人民军医出版社，2015 年）、《李鲤医案实录》（河南科学技术出版社，2016 年）、《李鲤医话集》三部著作，系统介绍李鲤教授的学术思想、临证实践、医学教育等各方面的经验心得，以飨读者。

　　本书为李鲤教授医话集锦，医话体短小轻松，内容紧扣临床实用，平淡说理，从话里论医、临证体会、漫话学医三方面，阐述了名老中医李鲤教授对于中医理论的理解、中医临证中的实践运用，以及学习中医路上的心得体会，最后畅谈中医教育，旨在服务中医临床带教实践，充分体现了李老对中医之心悟。

　　本书重点阐述了诸多临证内容，主要涉及心脑疾病用药经验、中药方剂应用心得、疑难杂症治疗体会及李老研制部分验方的临床疗效总结。每种疾病按照证型分类，每例病案详细记录患者四诊情况及诊断治疗等过程，按语从主症、舌诊、脉诊等方面分析病因病机，从病因病机分析治法，再根据治法选方阐述方药作用。全书以中医基础理论为主线，穿插临证用药、诊病经验总结，体现出中医注重整体思维的特点，详细总结和提炼李老独到的治法要点，如实反映了李老学术经验的原貌和精华，较为全面地展示了李老五十余载行医过程中独特的辨证思维和临床经验。

本医话集不仅是李老几十年行医经历的缩影，更是中医理论实践的灵活运用，读者可结合自身临床经验去研读，借鉴名医思维，学以致用，以期融会贯通，举一反三。

医道求索，风景秀丽，何处高峰不入云！
索长道险，凌云高志，扶摇直上九万里！

璀璨星河，君应有志，为医学发展而奋斗！为国民健康而奋斗！为中医药事业传承而奋斗！李老亦然，我辈亦然！

本书编委会

目 录

上篇　话里论医

一、无所不在的气

1. 何以为气

气，在古代哲学中，指存在于宇宙之中的不断运动且无形可见的极细微物质，是宇宙万物共同的构成本质。其概念源于"云气说"。如《说文解字》说："气，云气也。"中医学的人体之气是指人体内活力很强运行不息的极细微物质，是构成人体和维持人体生命活动的基本物质之一。气的运行不息，推动和调控着人体的新陈代谢，维系着人体的生命进程，而气的运动终止也就意味着生命的终结。

2. 人体之气的生成

人体之气，由精化生，并与肺吸入的自然界的清气相融，是脾胃、肾、肺等综合协调作用的结果。人体之气来源于先天之精化生的先天之气、水谷之精所化生的水谷之气与自然界的清气。后两者又称为后天之气（宗气）。三者结合为一身之气，《内经》称为"人气"。在气的生成过程中，脏腑起到了重要作用，肾为生气之根，脾胃为生气之源，肺为生气之主。

3. 无所不在的人身之气

人身之气与邪气相对而言，称为正气。按其分布部位而言，行于脉中为营气，行于脉外为卫气；谷气与自然界的清气相聚于胸中为宗气；分布于脏腑、经络者称为脏腑之气、经络之气。

（1）元气　元气是人体最根本、最重要的气，是人体生命活动的原动力。元气，《难经》又称为"原气"，其实，元气、原气、真气三者的内涵是一致的，都是指先天之气。元气的生成来源于肾中所藏的先天之精，通过三焦运行全身。

（2）宗气　宗气是由谷气与自然界的清气结合而后聚于胸中的气，属后天之气的范畴。其在胸中积聚之处，《灵枢·五味》称为"气海"，又名膻中。宗气聚于胸中，通过上出息道，贯注心脉及沿三焦下行的方式布散全身。《灵枢·邪客》说："宗气积于胸中，出于喉咙，以贯心脉，而行呼吸焉。"

（3）营气　营气是行于脉中，具有营养作用的气。因其富有营养，在脉中营运不休，故称为营气。其在脉中，是血液的重要组成部分，营与血的关系密切，可分不可离，故常常以"营血"并称。

（4）卫气　卫气是行于脉外而具有保护作用的气。因其有卫护人体，避免外邪入侵的作用，称为卫气。《素问·痹论》说："卫者，水谷之悍气也。其慓疾滑利，不能入于脉也。故循皮肤之中，分肉之间……"

（5）脏腑之气、经络之气　脏腑之气与经络之气是全身之气的一部分，一身之气分布到某一脏腑或某一经络，即成为某一脏腑或某一经络之气。这些气是构成各脏腑、经络的基本物质，又是推动和维持各脏腑、经络进行生理活动的物质基础。

所以，"气"无所不在，自然界有清气，人体有人体之气，人体之气分为营气、卫气、宗气等，而人体之气又相对于"邪气"而言。"气"是构成宇宙万物的根本，其有有形与无形之分，故气无所不在。

二、漫谈阴阳

1. 阴阳之哲学概念

阴阳，是我国古代哲学的一对范畴。阴阳最初的含义是指日光的向背。向日者为阳，背日者为阴。后来逐渐引申为指一切事物或现象本身所存在的相互对立的两个方面。西周末年（公元前8世纪），伯阳父曾用阴阳的观念解释地震。他说："阳伏而不能出，阴迫而不能蒸，于是有地震。"（《国语·周语》）这是把地震的原因归纳为大地内部两种对立的物质力量运动的不协调。古代思想家通过实践观察，认识到宇宙间的万事万物之所以发生、发展、变化，概系阴阳二气互相对立、互相依存、互相作用的结果。《周易·说卦》指出："立天之道，曰阴与阳。"《周易·系辞》强调，"一阴一阳之谓道"。《管子·四时》说："阴阳者，天地之大理也。"《周易》将阴阳作为一种认识自然、解释自然的哲学概念，把阴阳的存在及其相互间的运动变化，作为自然界最根本的规律。

2.中医阴阳学说

医家一方面汲取哲学中阴阳的合理内涵，另一方面则据医学经验和成就将阴阳的哲学概念与医学理论有机地结合起来，形成了中医的"阴阳学说"。《灵枢·阴阳系日月》指出，"阴阳者，有名而无形"。中医学中的阴阳不再是专门代表某一个别的、具体的事物或现象，而是从事物或现象的具体特性中抽象出来的某些相互对立而又统一的属性，具有普遍性意义。明代医家张景岳在注释《内经》时明确指出，"阴阳者，一分为二也"（《类经·阴阳》）。阴阳既可代表两个相互对立的事物，又可用以分析一切事物内部所存在的相互对立的两个方面。凡是向上的、向前的、热的、实的、明亮的、表露的、无形的、活动的、急速的、兴奋的，等等，皆属"阳"的特征；凡是向下的、向后的、寒的、虚的、黑暗的、隐晦的、有形的、宁静的、迟缓的、抑制的，等等，皆属"阴"的特征。阴阳学说就是通过分析相关事物的属性，以及一个事物内部矛盾着的双方相互关系，来说明自然和人体中各种错综复杂变化的根本规律。所以《素问·阴阳应象大论》说："阴阳者，天地之道也，万物之纲纪，变化之父母，生杀之本始，神明之府也。治病必求于本。"它提示我们，万物的生成、变化、消亡的根源不是上帝鬼神，也不是超感性的精神性的东西，而是物质世界内部所具有的阴阳的相互作用，阴阳的对立统一是宇宙万物运动变化的总规律，人们对疾病的防治也离不开阴阳这一根本的规律。

3. 阴阳学说在中医学中的应用

医学与古代哲学的有机结合，使中医学的阴阳学说独具特色，并成为中医学理论的指导思想，它被广泛地应用于解释人体生理、病理现象，并对疾病的诊断、治疗、预防有普遍的指导意义。

《素问·宝命全形论》说："人生有形，不离阴阳。"《素问·生气通天论》说："生之本，本于阴阳。"人体整个形体结构及其生理过程皆可用阴阳学说加以阐释。人体一切组织结构，既是有机联系的，又可以从不同的角度划分为相互对立的阴阳两部分："夫言人之阴阳，则外为阳，内为阴；言人身之阴阳，则背为阳，腹为阴；言人身之脏腑中阴阳，则脏者为阴，腑者为阳；肝、心、脾、肺、肾五脏皆为阴，胆、胃、大肠、小肠、膀胱、三焦六腑皆为阳。"（《素问·金匮真言论》）

一般来说，人体上部为阳，下部为阴；体表属阳，体内属阴；五脏属阴，六腑属阳。再进一步则五脏之中，也有阴阳可分：心、肺同居胸部（上部）属阳，肝、肾同居腹部（下部）属阴。每一脏腑就其功能而言，又有阴阳之分：如心阴与心阳，肝阴与肝阳，肾阴与肾阳等。人体的上下内外皆包含着阴阳的对立统一。

人体正常的生理活动是阴阳对立统一规律的具体体现，而阴阳学说又概括了人体脏腑经络、气血津液之间的相互关系。如《素问·阴阳应象大论》说："阴在内，阳之守也；阳在外，阴之使也。"人体正常的生理活动过程，也是阴阳运动变化的过程，所谓"清阳出上窍，浊阴出下窍；清阳发腠理，浊阴走五脏；清阳实四肢，浊阴归六腑"和"阳为气，阴为味。味归形，形归气，气归精，精归化。精食气，形食味，化生精，气生形"等，都是用阴阳关系来阐释机体内部精、味、气、形互相生化的过程，而这种复杂的生化过程也是机体新陈代谢生理活动的表现。总之，阴阳之间相对的协调平衡是健康的标志，所谓"阴平阳秘，精神乃治"（《素问·生气通天论》），即据此而论，反之则病。

疾病发生的机制是极其复杂的，然而用阴阳学说来分析，无非是"阴阳反作"。即由于各种致病因素作用于机体，破坏了人体阴阳的相对协调和谐，使阴阳失去平衡。所以，"阴阳失调"是体内阴阳气血、脏腑经络失调的总称，是一切疾病发生发展的根本原因；错综复杂的病理变化过程，也是阴阳矛盾互相斗争的过程，一方的偏盛必然导致另一方的偏衰，一方的不足也必然引起另一方的有余，所谓"阴胜则阳病，阳胜则阴病"。各种临床症状是阴阳偏盛或偏衰的具体表现，如"阳胜则热，阴胜则寒""阴阳更胜之变，病之形能（态）也"。临床上，阴阳失调所表现出的病理现象，还可以在一定的条件下互相转化。如原先病证的性质属于阳证，在一定条件下可以转化为阴证；阴证也可在一定条件下转化为阳证。所谓"重阳必阴，重阴必阳"和"寒极生热，热极生寒"，构成了错杂的病理变化。如果病至极期，或治不得法，而致"阴阳离决，精气乃绝"，生命即告终止；如果能及时治疗，使矛盾着的阴阳两个方面在新的基础上达到新的统一，那么疾病亦可康复。

　　阴阳也是诊察疾病的总纲，故古人强调"善诊者，察色按脉，先别阴阳"（《素问·阴阳应象大论》）。既然疾病的发生发展是阴阳失调的结果，各种不同的疾病也可分为阴阳两大类，医生就可以运用四诊的手段把临床采集得到的各种症状，据阴阳理论来分析综合而确定诊断。例如，从诊察色泽而言，色泽鲜明为病在阳分，色泽晦暗为病在阴分；从声息而论，语声高亢洪亮、言多而躁动者多属阳证（实证、热证），语声低微无力、少言而沉静者多属阴证（虚证、寒证）；从脉象来讲，可据其搏动部位、次数、有力无力、形态来区分证的属性。《素问·脉要精微论》说："微妙在脉，不可不察，察之有纪，从阴阳始。"辨证的关键在于以阴阳为纲。张景岳说："凡诊病施治，必须先审阴阳，乃为医道之纲领。阴阳无谬，治焉有差？医道虽繁，而可以一言以蔽之，曰阴阳而已。"（《景岳全书·传忠录上·阴阳篇》）因此，阴阳是"八纲"（阴、阳、表、里、寒、热、虚、实）辨证中的总纲，在中医诊断学上有着头等重要的地位。

　　治疗疾病的根本宗旨，是纠正阴阳的偏盛偏衰，燮理阴阳的动态平衡。"审其阴阳，以别柔刚，阳病治阴，阴病治阳，定其血气，各守其乡"（《素问·阴阳应象大论》），在针刺法中有"从阴引阳，从阳引阴"的治疗原则。明代医家张景岳根据病变中阴损可及阳、阳损可及阴的机制，提出了"善补阳者，必于阴中求阳，则阳得阴助而生化无穷；善补阴者，必于阳中求阴，则阴得阳升而泉源不竭"（《景岳全书·新方八阵》）。中医学的治疗方法基本准则是泻其有余，补其不足。从阴阳学角度来看，也就是阳盛者泻热，阴盛者祛寒；阳虚者补阳，阴虚者养阴；阴阳两虚者，调补阴阳。总之，诊治疾病，主要根据病证的阴阳盛衰情况，来确定治疗原则；然后结合药物性能的阴阳属性选择药物以纠其偏，令其和平，从而达到治愈的目的。

三、五行与中医

五行概念，"五"指木、火、土、金、水五类事物，"行"是指运动变化。五行是我国古代的哲学理论，古人针对人们熟悉的五种物质的自然属性间相互资生、制约和戕害关系，联系人与自然，用取类比象的方法，说明人体内外环境的稳定和变化及内外环境的统一。在中医学中，五行学说则是古代朴素唯物、自发辩证思想与医学实践相结合的产物。这个学说以五行的属性，联系人体的脏腑器官，并以五脏为中心，把五时、五方、五味、五色、五音、五声、五志、五体、五窍等联系起来，运用"相生""相克""相乘""相侮"的理论，来说明人体的一些生理现象、病理变化及人与自然的关系，运用五行生克制化原理，补不足、损有余，达到调和五脏功能的目的。因此，五行学说可用于临床诊断、治疗原则的制定。

人体五脏的五行生克关系属正常的生理现象。五行相生是指木、火、土、金、水之间存在着递相资生、助长和促进的关系；五行相克，指的是五行木、火、土、金、水之间存在着递相克制、制约和抑制的关系。五行学说是一种比较完整的普遍系统论的原始模型，五行相生关系属于控制论的正反馈，相克关系属于负反馈。正负反馈联合应用得当，才能使脏腑间及人体与环境间达到和谐统一、动态平衡。人体五脏间五行乘侮关系属于不正常的病理现象。五行相乘，是指五行间的一行对其所胜之行的过度的制约和克制，"乘"有乘虚而袭之意。五行相侮，是指五行中的一行对其所不胜之行的反制约和克制，"侮"有被克者强盛，对克我者反攻之意。

五行学说的产生至今已有大约三千年的历史了，和阴阳学说一样经历了一个相当曲折的发展过程，如果说阴阳学说是古代的对立统一学说，那么《内经》的五行学说完全有理由称作原始朴素的系统论。《内经》说"调阴与阳，精气乃光"（《灵枢·根结》），意思是说调节阴阳以求得机体的整体平衡，使精气充沛，是中医治病的根本原则。五行学说则是把这一原则充分地展开，具体化为相克相生的多线路调节，是在探索自然界与人体及人体各部分之间的相互关联关系，对于我们今天的医学研究仍有指导和启发作用。

《内经》把五行学说引入中医学，就是把朴素的系统方法论引入中医理论，根据五行属性和脏腑生理特点，以五行分别代表五脏，说明五脏彼此之间密切相关，在正常情况下属生克关系，表现为相对的动态平衡状态，属生理范围，这里不再赘述。在异常情况下，就要出现乘侮关系，《素问·五运行大论》说："气有余，则制己所胜而侮所不胜；其不及，则己所不胜侮而乘之，己所胜轻而侮之。"这时就要发病，须通过胜复机制来进行调节，正如《素问·至真要大论》所说："胜至则复，无常数也，衰乃止耳。"现具体介绍如下。

1. 肝（木）有病

若邪气有余，则乘脾土而侮肺金。治疗时除泻肝外，因其乘脾侮肺，所以还必须增强脾胃和肺脏的功能，以防肝木对脾、肺两脏的侵害。一方面健脾可增强运化水谷的能力，为机体提供充足的营养，同时也扶助了肝脏的正气，有利于肝脏各种功能的恢复，使致病的邪气逐日消退；另一方面调畅肺气，清肃肺气，亦可增强肺脏的功能，并制约肝木的病气以利肝病的恢复。《金匮要略》有描述："见肝之病，知肝传脾，当先实脾，四季脾旺不受邪，即勿补之。中工不晓相传，见肝之病，不解实脾，唯治肝也。"这把肝病乘脾和须健脾保肝的道理，讲得多么明白。若肝有病但正气不足，这时肺金就趁机乘袭之，称为金乘木；脾土亦来侮肝木，称为土侮木。这时就须补肾以助肝，祛脾之病气，培脾之正气，培土以荣木。中医治疗臌胀病（现代医学所说的肝硬化腹水），就常用这个原理取得理想疗效。

2. 心（火）有病

若邪气有余，则乘肺金而侮肾水。这就是说，在心脏受病后病气有余，一则乘袭肺脏使其失去清肃之性，二则可以侮害肾水使其不能正常将浊水排出而发生水肿。在治疗时，一则泻心火以除病源，二则应调肺气增强肺之肃降能力，三则应补肾气以增强肾之降浊水的功能，同时应补肾水以抑制心火之过旺。若心气不足，则肾水就来乘袭，肺金亦趁机侮之。在治疗时除补心气外，应泻肾水而肃肺金，泻肾水以减轻水对火的抑制，肃肺金可减轻肺金对心火的欺侮，使心脏功能渐复正常。这些原理应用于风湿性心脏病、肺心病心功能不全的治疗都是适合的。

3. 肺（金）有病

若气有余，则乘袭肝（金乘木）而侮心火（金侮火）。治疗时，除泻肺之外，还须益肝木而助心火，如肺炎、肺气肿就会出现这种情况。若肺气不足，则心火趁虚乘之（火乘金），肝木亦来侮之（木侮金）。在治疗时，因土为万物之母，脾土为生化之源，应用培土生金法（虚者补其母之意）（《难经》六十九难）以助肺，还可用滋肾水（减肺负）、泻心火（降克星）、抑肝木（去侮源）之法，进行多路调节，使肺脏功能恢复正常。

4. 脾（土）有病

若邪气有余，则乘肾水而侮肝木。治疗时，在治脾的同时，要助肾益肝，如急性呕吐、泄泻等肠胃病都属脾病范围。若脾脏正气不足，则肝木趁机乘之，肾水亦来侮之。在治疗时首应扶正健脾，同时要抑肝木而泻肾水，如脾虚泄泻兼有慢肝之病就属这种情况。

5. 肾（水）有病

若其邪气有余，则乘心火（水乘火）而侮脾土（水侮土）。治疗时，就要泻肾水、益心火而补脾土，如治疗水肿病等。若肾气不足，则脾土乘之（土乘水），心火侮之（火侮水），在治疗时就应补肾助阳，泻脾之浊水，抑心（火）之过旺。

以上这些认识方法是李老运用五行学说结合临床实践逐步总结出来的，

初看使人难以理解，结合现代生理病理认真研究起来确有深刻含义，颇有古今道理不谋而合的感觉，古人的思维方法直到今天对我们还有很大启发。

上面所举的例子是一脏有病仅涉及与之密切相关的脏器，实际远非如此，往往是一脏有病会涉及其余四脏均病。现以肺气肿（中医称肺胀）为例加以分析：肺气肿严重或肺气肿又合并感染，使右心负担加重，这就是通常说的肺心病，这个过程可称为金侮火，若治不及时或治不得法，将出现右心功能衰竭，引起肝静脉回流障碍，造成肝淤血，日久不愈可形成肺源性肝硬化，这个过程可称为金乘木；肝硬化日益严重，影响消化、吸收功能，这个过程可称为木乘土；金间接地对土起到抑制作用，日久会成肝硬化腹水，这个过程可称为土不能制水；其结果造成水湿泛滥，肾主水液的功能也逐渐减退，初起用利尿药物常有效果，日久肾功能衰竭，用利尿剂作用亦不大，用培土制水法效果亦不明显，下肢水肿日甚，渐至全身水肿，造成全身循环障碍，左心负担亦随之加重，最后造成左心功能衰竭。如此恶性循环，加之水来乘火，心火消亡，人体有阴无阳，即阴阳离决，生命亦即终止。在该病的过程中，若能及早抓住两个环节，一是祛除肺部的外邪（感染），二是采取培土生金法，即一方面肃肺，一方面培土增强消化系统的运化功能，再加上活血化瘀改善循环的药物，就能阻断疾病的发展，使患者得以康复。

五行学说给我们提供了原始朴素系统论的思维方法，我们要利用其生、克、乘、侮原理对五脏功能进行调整，使各脏器处于相对平衡状态，这是维持人体健康的重要措施，也是中医学说统一整体观的具体体现。再者，中药学就是根据中医理论，按汗、吐、下、和、温、清、补、消和脏腑归经理论指导研究的，这为临床调整脏腑功能提供了强有力的武器。

四、论五体、五脏与舌

1. 五体

五体是指肢体的筋、脉、肉、皮、骨。它们分别与肝、心、脾、肺、肾五脏相对应，是五脏的外在表现。我们可以根据五体的情况，了解内在五脏的情况。

（1）筋　筋在五体中指肌腱和韧带。筋性坚韧刚劲，对骨节、肌肉等运动器官有约束和保护作用。在经络学说中，筋为经筋之简称。

1）筋连结骨节：筋附于骨而聚于关节，"诸筋者，皆属于节"（《素问·五脏生成》），"诸筋从骨……连续缠固，手所以能摄，足所以能步，凡厥运动，罔不顺从"（《圣济总录·伤折门·伤折统论》）。筋连结骨节肌肉，不仅加强了关节的稳固性，而且还有保护和辅助肌肉活动的作用。故曰："筋者，周布四肢百节，联络而束缚之。"（《风劳臌膈四大证治》）

2）筋主运动：人体的运动系统是由骨、骨连结和骨骼肌三部分组成的。筋附着于骨节间，起到了骨连结的作用，维持着肢体关节的屈伸转侧，使其运动自如。肢体关节的运动，除依赖肌肉的舒缩外，筋在肌肉、骨节之间的协同作用也是很重要的。故曰："宗筋主束骨而利机关也"（《素问·痿论》），"机关纵缓，筋脉不收，故四肢皆不用也"（《圣济总录·诸风门·中风身体不遂》）。

3）五脏中肝主筋：筋束骨，系于关节，维持正常的屈伸运动，须赖肝血的濡养。所谓"筋属肝木，得血以养之，则和柔而不拘急"（《风劳臌膈四大证治》）。

4）脾胃与筋也关系密切："食气入胃，散精于肝，淫气于筋"（《素问·经脉别论》）。人以水谷为本，脾胃为水谷之海，气血生化之源。脾胃健旺，化源充足，气血充盈，则肝有所滋，筋有所养。

（2）脉　脉在中医学中有多种含义。一指脉管，又称血脉、血府，是气血运行的通道。"夫脉者，血之府也"（《素问·脉要精微论》），属五体范畴。二指脉象、脉搏。所谓"按其脉，知其病"（《灵枢·邪气脏腑病形》），属四诊范畴。三指诊脉法，属切诊、脉诊范畴。四指疾病名称，属"五不女"之一，即螺、纹、鼓、角、脉中之脉。

1）脉运行气血：气血在人体的血脉之中运行不息，而循环贯注周身。血脉能约束和促进气血，使之循着一定的轨道和方向运行。脉为气血运行的通道，人体各脏腑组织与血脉息息相通。脉象成为反映全身脏腑功能、气血、阴阳的综合信息，是全身信息的反映。人体气血之多寡，脏腑功能之盛衰，均可通过脉象反映出来。

2）五脏中心主脉：心主脉的机制，一是心与脉在结构上直接相连，息息相通，即"心之合脉也"之意；二是脉中的血液循环往复，运行不息，主要依靠心气的推动。

3）肺、肝、脾与脉也关系密切：肺朝百脉；肝主藏血，调节血量，防止出血；脾主统血，使血液不溢于脉外。所以，脉的生理功能与肺、肝、脾等亦有密切关系。若肺、脾、肝的功能失常，则可导致脉络损伤，使血液不循常道，或上溢于口鼻诸窍，或下泄于前后二阴，或渗出于肌肤而形成出血、血瘀之候。

（3）皮　皮是皮肤的简称。皮毛是皮肤和附着于皮肤的毫毛的合称，包括皮肤、汗孔和毫毛等组织。皮肤有分泌汗液、调节呼吸和抵御外邪等功能。在五体中所说的皮，实指皮毛而言。一般习惯上常常将皮与皮毛混称。

1）皮护卫机体：皮肤是体表防御外邪的屏障。卫气行于皮毛，助皮肤以保护机体，使皮肤发挥抵御外邪的屏障作用。

2）皮调节津液代谢：汗为津液所化，汗是津液代谢的产物。汗主要通过皮肤的汗孔（玄府、气门）而排泄，以维持体内津液代谢的平衡。卫气功能之强弱，皮肤腠理之疏密，汗孔之开合，可影响汗液的排泄，从而影响机体的津液代谢。

3）皮调节体温：脏腑在气化过程中产生的少火，是正常的具有生气的火，是维持人体生命活动的阳气。少火达于皮肤，使皮肤温和，保持一定的温度。

4）皮调节呼吸：肺为呼吸之橐籥。肺合皮毛，皮毛上的汗孔有呼吸吐纳之功，故又称汗孔为玄府。"遍身毛窍，俱暗随呼吸之气以为鼓伏"（《存存斋医话稿》）。

5）五脏中肺合皮：肺气宣发，输精于皮毛。肺主气，肺气宣发，使卫气和气血津液输布到全身，以温养皮毛。皮毛具有抵御外邪侵袭的屏障作用。皮毛的营养，虽然与脾胃的运化有关，但必须赖肺气的宣发，才能使精

微津液达于体表。故曰："肺之合皮也，其荣毛也。"(《素问·五脏生成》)

(4)肉　肉是肌肉的简称，泛指解剖学的肌肉、脂肪和皮下组织。肌肉又称肌、分肉。肌肉外层(皮下脂肪)为白肉，内层(肌肉组织)为赤肉，赤白相分，界限分明，故称。肌肉具有主司全身运动之功。

1)肉主司运动：人体各种形式的运动，均需肌肉、筋膜和骨节的协调合作，但主要靠肌肉的舒缩活动来完成。肌肉收缩弛张，始能动作。故曰："二十岁，血气始盛，肌肉方长，故好趋；三十岁，五脏大定，肌肉紧固，血脉盛满，故好步。"(《灵枢·天年》)

2)肉能保护脏器："肉为墙"(《灵枢·经脉》)。墙，障壁之谓，房屋或园场周围的障壁称为墙。墙具有屏障作用，"肉为墙"意即肌肉起着屏障作用。肌肉既可保护内在脏器，缓冲外力的损伤，又可抗拒外邪的侵袭。

3)在五脏中脾主肌肉：肌肉的营养来自脾所吸收转输的水谷精微。脾主肌肉，是由脾运化水谷精微的功能所决定的。"脾……主运化水谷之精，以生养肌肉，故合肉。"(《黄帝内经素问集注·五脏生成》)脾胃为气血生化之源，全身的肌肉依靠脾所运化的水谷精微来营养，故曰"脾主身之肌肉"(《素问·痿论》)。

(5)骨　骨泛指人体的骨骼。骨具有贮藏骨髓、支持形体和保护内脏的功能。

1)骨贮藏骨髓："骨者，髓之府"(《素问·脉要精微论》)。骨为髓府，髓藏骨中，所以说骨有贮藏骨髓的作用。骨髓能充养骨骼，骨的生长、发育和骨质的坚脆等都与髓的盈亏有关。骨髓充盈，骨骼得养，则骨骼刚健；反之，会出现骨的生长发育和骨质的异常变化。

2)骨支持形体：骨具坚刚之性，为人身之支架，能支持形体，保护脏腑，故云"骨为干"(《灵枢·经脉》)。人体以骨骼为主干，骨支撑身形，使人体维持一定的形态，并防卫外力对内脏的损伤，从而发挥保护作用。

3）骨主管运动：骨是人体运动系统的重要组成部分。肌肉和筋的收缩弛张，促使关节屈伸或旋转，从而表现为躯体的运动。在运动过程中，骨及由骨组成的关节起到了支点和支撑并具体实施动作等重要作用。所以，一切运动都离不开骨骼的作用。

4）五脏中肾主骨：因为肾藏精，精生髓而髓又能养骨，所以骨骼的生理功能与肾精有密切关系。髓藏于骨骼之中，称为骨髓。肾精充足，则骨髓充盈，骨骼得到骨髓的滋养，才能强劲坚固。总之，肾精具有促进骨骼的生长、发育、修复的作用，故称"肾主骨"。

2. 五脏

五脏是人体内心、肝、脾、肺、肾五个脏器的合称。脏，古称藏。五脏的主要生理功能是生化和储藏精、气、血、津液和神，故又名五神脏。

1）心主血脉，是全身血脉的总枢纽，心通过血脉将气血运送于周身；心又主神志，是精神、意识和思维活动的中心，在人体中处于最高主导地位。

2）肝主疏泄，能调节人的情志活动，协助脾胃消化。肝又藏血，有贮藏血液、调节血量的作用。

3）脾主运化，促进饮食物的消化、吸收和营养物的输布，为气血生化之源，故有"后天之本"之称；脾又统血，能统摄血液不致溢出于经脉之外。

4）肺主气，司呼吸，是人体气体交换的场所，又能宣发卫气和津液于全身以温润肌腠皮肤。

5）肾藏精，与人体生长发育和生殖能力密切相关，故有"先天之本"之称；肾又主水，在调节人体水液代谢方面起着重要作用。

五脏学说的理论核心，就是阴阳五行。因为五脏是本五行来的，脏腑相合是本阴阳来的。五脏学说的客观规律，是天人合一。因为中国人的哲学思想，是从古天文学中发现的，这就是一种效法自然的观念。天人合一思想指出，人与天地息息相通，和自然界是一个统一体；又说人身是一小天地，存在着共通的规律，所以，五脏学说就是建立在自然界这些客观规律的基础之上的。五脏虽然在生理功能上各有所司，但它们的活动不是孤立的，通过经络的联系，五脏相互协调，相互配合，共同维持人体正常的生命活动；在病理变化上也相互影响。

五脏居内，分别与人的五官、五体、五华、五志、五液相对应，从而将人连接为一个整体。又与外界的五色、五味、五方、五季、五气、五化、五音、五行相对应，从而将人与大自然连接为一个整体。这对我们保健与预防疾病具有重要意义。

3.舌

舌内应于心，司味觉，与吞咽、发音有密切关系。舌象（舌质和舌苔）是望诊的重要内容。

生理功能：舌有感觉味觉、协助咀嚼、吞咽食物和辅助发音的功能。舌为司味之窍、声音之机。舌的主要功能是主司味觉和辅助发音而表达语言。舌的味觉和语言功能，有赖于心主血脉和心主神志的生理功能。如心的生理功能异常，便可导致味觉的改变和舌强语謇等病理现象。

（1）与脏腑经络的关系　心开窍于舌，是指舌为心之外候，"舌为心之苗"。心经的经筋和别络，均上系于舌。心的气血通过经脉的流注而上通于舌，以保持舌体的正常色泽形态和发挥其正常的生理功能。所以，察舌可以测知心脏的生理功能和病理变化。心的功能正常，则舌体红活荣润，柔软灵活，味觉灵敏，语言流利。若心有病变，可以从舌上反映出来。心主血脉功能失常时，如心阳不足，则舌质淡白胖嫩；心血不足，则舌质淡白；心火上炎，则心尖红赤；心脉瘀阻，则舌紫，舌有瘀点瘀斑；如心主神志的功能异常，则可现舌强、舌卷、语謇或失语等。

（2）与其他脏腑的关系　舌不仅为心之窍，而且通过经脉与五脏六腑皆有密切联系。如："脾脉连舌本，肾脉挟舌本，肝脉绕舌本"（《知医必辨·论疾病须知四诊》），"唇舌者，肌肉之本也"（《灵枢·经脉》）。因此，舌与五脏六腑皆相关，其中尤与心和脾胃的关系更为密切。在病理上，五脏六腑的病变均可显现于舌。所以，舌诊成为一种独特的中医诊断方法。舌诊脏腑部位的分属为：舌尖属心肺，舌边属肝胆（左边属肝，右边属胆），中心属脾胃，舌根属肾。

（3）舌与经脉　在经脉中，手少阴之别系舌本，足少阴之脉挟舌本，足厥阴之脉络舌本，足太阴之脉连舌本、散舌下，足太阳之筋结于舌本，足少阳之筋入系舌本。五脏六腑直接或间接地通过经络、经筋与舌相联。因此，脏腑有病，可影响舌的变化。

舌诊是中医诊断中很重要的组成部分。我们可以通过舌质、舌苔的表现，来了解五脏的虚实、气血的运行、机体阴阳的平衡、疾病的性质等。可以说舌就是一面镜子，这面镜子可以反射出机体内在的一切本质。

五、论同病异治与异病同治

"同病异治、异病同治"是在祖国医学朴素的唯物辩证观点指导下出现的论治思想，上至秦汉，下至当代，皆为医家所重视。李老对这一问题进行了深入研究，下面一一阐释。

1. 两种诊治法和有关术语的含义

在历史发展的过程中，产生了两种不同的论治方法：一是论病施治的方法，这种方法不分男女老幼，天时寒暖，地处何方，患者机体状况，而是诊断为某病便用某药，定而不移；二是既论病，但又照顾到因时、因地、因人、因疾病所处的不同阶段与不同类型的特点而采用相应的治疗原则和方法。前一种方法只注意到了某种病的共同点，而忽视了这种病在各种不同情况下的特点；后一种方法既照顾到了病的共同点，也照顾到了发生在不同条件下的特殊性。同病异治和异病同治就是后一种论治方法的必然结果。

2. 同病异治

（1）同病异人异治　同一种病发生在体质、年龄、性别、情志等不同的个体身上，会表现出许多不同点。徐大椿《医学源流论·病同人异论》说："天下有同此一病，而治此则效，治彼则不效，且不唯无效，而反有大害者，何也？则以病同而人异也。"因为人的体质不同，同一病因作用于机体后，会引起不同的病理机转，出现不同的症状和类型，直接影响着疾病的转归和预后。

（2）同病异时异治　同病异时异治有两种意思：一是指同一疾病的不同阶段应采用不同治法；二是指同一疾病发生在不同季节里治亦有异。通常说的"新病多实，久病多虚"，其中新、久二字即鲜明地指出了病刚开始和病已日久的两个阶段。前者，正气尚能与邪相争，处于正盛邪实的实证阶段，治应以祛邪为主；后者，正气已衰，处于"精气夺则虚"的虚证阶段，治应以扶正为主。即同病异时异治，虽是同一疾病，因所处的阶段不同、季节不同，人的生理状态和病机就随之有异，故治亦应有所不同。

（3）同病异地异治　不同的地区，有不同的自然环境、不同的生活习惯，在长期的生活过程中会引起不同的生理、病理特点，因此同病治亦不同。

（4）同病异型异治　不仅应知道同一疾病在发展过程中的不同阶段，应用不同的治疗原则，而且还要知道，由于病因和机体正气强弱的不同，同一疾病又会出现不同的类型。

（5）同病异治法　祖国医学的治疗方法是丰富多彩的，如药物、针灸、砭石、导引、按摩、割治等。所谓同病异治法，有两种含义：一是指一个病的不同类型或不同发展阶段，采用不同的治疗方法；二是指同病同一类型，应用不同的方法，这些方法可单用亦可合用。如《素问·病能论》说："有病颈痈者，或石治之，或针灸治之，而皆已。其真安在？岐伯曰：此同名异等者也。夫痈气之息者，宜以针开除去之；夫气盛血聚者，宜石而泻之。此所谓同病异治也。"

3. 异病同治

所谓异病同治，是指不同的疾病，在演变发展过程中，产生了相同的病机，便可应用相同的治法。如头痛面红、目赤、口苦、便秘、尿赤、苔黄、脉弦的肝火头痛，应用龙胆泻肝汤，抑木泻火；而对湿热丹毒、脓耳等，用此方效果亦佳。

4. 关于异中有同、同中有异

（1）异中有同　就是不论在同病异治中还是异病同治中虽大异却有小同，治疗中就要根据其同而用药。例如，一中气下陷的阴挺病人与体弱气虚之人而患阳明腑实证者，病系大异，前者应补中益气，方用东垣补中益气汤；后者应泻腑通便，方用《伤寒六书》黄龙汤。升降补泻迥然不同，然用人参补气之理则一。

（2）同中有异　就是同病同因、基本病机相同的情况下，出现了一些不同的情况。如治蛔虫窜入胆道引起的右肋缘下剧痛，治疗首先安蛔，因蛔得苦则安，闻酸则静，得辛则止，故方用乌梅汤化裁。主方：乌梅8枚，槟榔25 g，雷丸10 g，鹤虱9 g，苦楝皮15 g，百部12 g，花椒10 g，柴胡10 g，水煎服。若呈寒象者加干姜、肉桂或吴茱萸、高良姜；呈热象者加黄芩、黄连、黄柏；寒热错杂者干姜、黄连共用。

5. 同病异治、异病同治与辨证论治的关系

辨证论治要求医者既要注意到疾病的共同点，也要照顾到它的不同点，全面地进行治疗。同病异治与异病同治就是为达到这个目的的论治方法，它虽不是具体的治则，但它是拟定治疗原则的学术思想。为什么这样说呢？因为同病同治是一般的治则，它注意到了疾病的共同性。但是相同的病由于发生在不同的条件下、不同的个体身上，就出现了不同的特点，不照顾这些特点就达不到理想的疗效，因此才提出了同病异治的学术思想。异病同治是通常的方法，但应注意到这些疾病虽然不同，但在疾病发展过程中亦会出现相同的病机，因而才提出了异病同治的方法。由此看来，同病异治、异病同治是进行辨证论治必须掌握的方法，这种关系决定了它们在辨证论治中的地位是非常重要的。

6. 产生同病异治、异病同治学术思想的渊源

这个论治思想来源于《内经》。《素问·五常政大论》中就有"同病异治"的记载，《素问·异法方宜论》说"医之治病也，一病而治各不同"，说的就是同病异治的意思。至汉代张仲景著《伤寒论》，把这种思想运用于临床；至清代徐大椿所著《病同人异论》《病同因别论》《五方异治论》等（均见于《医学源流论》），论述较详。近代有不少文章讨论这个问题，确有其重要意义。由以上我们可以看出，这种认识是在祖国医学朴素的唯物辩证法思想的影响下出现的论治思想。

总的来说，所谓同病异治，是指同一疾病必须注意到它发生的具体时间、地域及患者体质的不同来进行治疗。所谓异病同治，就是各种不同的疾病，只要出现相同的病机就可以应用相同的治法。在研究同病异治的时候，应当注意到疾病的共同性，忽视了这一点就抛弃了最本质的东西；在研究异病同治的时候，应注意这些病的不同点，否则也将出现错误。还应注意，在一些极不相同的病中仍有相同的地方，在一些极相同的病中仍有不同之点。掌握了这些，既可达到专病、专证、专方、专药的有效治疗，又可以随症灵活加减化裁，更可一方多用。所以说同病异治和异病同治是祖国医学的宝贵学术思想，是进行辨证论治必须掌握的理论。

六、内科常用治法

法，即治法，也就是治疗疾病的基本方法，用以指导临床遣药组方。治法，在《内经》中已有"寒者热之，热者寒之""虚者补之，损者益之"等理论。到了东汉，张仲景的《伤寒论》113方、397条早已把一般治法全部概括其中，但未明确提出总结治法理论。到了清代，程钟龄明确将治法归纳成治法理论，在其著作《医学心悟》中提出了"医门八法"，即：汗、吐、下、和、温、清、消、补。这八法实际是根据八纲辨证而来，所谓"论病之情"，则以寒热、虚实、阴阳、表里八字统之。即便是到现代，治病的大法仍旧以"八法"为纲，只不过是对其进一步细化。正如程钟龄所说："一法之中，八法备焉；八法之中，百法备焉。"

1. 汗法

汗法为八法之首，因外邪侵袭常从皮毛而入，《内经》说："善治者治皮毛""其在皮者，汗而发之""因其轻而扬之"。若疾病深入筋脉脏腑，则难治，故汗法为八法之首。最常用的有辛温发汗、辛凉发汗，即辛温解表、辛凉解表。另外还有扶正解表，此法为补法与汗法相结合。

如风寒表实证，即张仲景的麻黄汤证，症见：恶寒、发热、头痛、身痛、鼻塞、流涕、腰痛、骨节疼痛、无汗而喘、脉浮紧。治疗主要是麻黄与桂枝配伍，麻黄辛温发汗，桂枝入营透卫，温通血脉，是辛温发汗的代表。

再如，温病初起邪在卫分，以发热、微恶风寒、无汗或有汗不畅为主症，治疗主要以金银花、薄荷、连翘配伍荆芥、淡豆豉。荆芥、淡豆豉本为辛温解表之品，但与大剂量的金银花、连翘、薄荷等辛凉之品配伍，将其温热之性抑制，去性存用，保留其解表之用。此为辛凉解表的代表。

2.吐法

吐法治病邪在上焦胸膈之间，或咽喉之处，或痰、食、痈、脓，"其高者，引而越之"。古人治危急之证，常用吐法，如瓜蒌散吐膈上之痰。古人认为吐法似有汗法作用，其效甚捷。缠喉诸症，属风痰郁火壅塞，不急吐之，则喘闭难忍；食停胸膈，不能转输消化，胀满而痛，必须吐之；中风不语，痰饮壅盛，阻隔清道，亦必用吐法；躁狂癫痫，痰闭清窍，更须用吐法。

吐法通过患者的呕吐使积聚在胃脘、胸膈、咽喉等部位的毒物和痰等物质得以排出。一般采用给患者服用催吐药或者使用刺激法等让患者呕吐，但当今临床中因此法对胃有一定的损伤，故使用并不广泛。

3.下法

下法分为寒下、温下、润下、攻补兼施及逐水法。

（1）寒下法　包括峻下、轻下、缓下。峻下热结用于治疗阳明腑实证，古人归纳为痞、满、燥、实四症，可用大黄、芒硝配枳实、厚朴治疗。若痞满程度较轻，不怎么燥，则可用大黄配枳实、厚朴治疗，此为轻下之法。若只有燥实，不怎么痞满，则可用大黄、芒硝、甘草治疗，即所谓缓下。

（2）温下法　即温法与下法相结合，适用于既有积滞，本身又为阳虚阴寒体质，或者为脾阳虚而又有积滞的病证。临床上常有大黄配附子、细辛等。其中附子、细辛温经散寒，大黄泻下，荡涤肠胃之积滞。

（3）润下法　多用于胃有燥热而又津液不足的病证。如一些《伤寒论》注家，称其"胃强脾弱"，"胃强"指胃火炽盛，"脾弱"指脾之津液不足。故可用大黄清胃热，火麻仁、杏仁、赤芍及白蜜滋脾润肠通便。若精血不足，大便不通者，可用枳壳配当归、肉苁蓉。

（4）攻补兼施　用于里实便秘而气血亏损或阴津不足之证。阳明腑实而又有气血不足者，用大黄、芒硝配人参以补气，生当归以养血润肠。若阳明腑实又兼有阴精亏虚，则用大黄、芒硝配玄参、生地黄、麦冬，以增液生津。

（5）逐水法　腹水、胸水可用。治疗胸水可用甘遂、大戟、芫花配大枣，即仲景《伤寒论》中的十枣汤。治疗腹水可用牵牛子配伍小茴香，牵牛子苦寒泄水，小茴香辛温理气，气行则水行。

4. 和法

所谓"和法"，注解《伤寒论》的第一家成无己给出了诠释，即和解少阳，后世将调和肝脾、调和胃肠、表里双解也归为和法。

（1）和解少阳　少阳位于半表半里之间，邪在太阳可用汗法，邪在阳明可用下法，邪在少阳表里之间，既非汗法之宜，又非下法之对，只有用和解法，即和其里，解其表。常用治法为黄芩配柴胡。

（2）调和肝脾　适用于肝脾不和者。如阳郁厥逆证，此时手足发冷，并不是阳气虚不能达于四肢之故，而是由于阳气闭郁于体内不能达于四肢之故。故用四逆散治疗，取其透邪解郁、疏理肝脾之用。

（3）调和胃肠　胃脘部出现痞满，但满而不痛，并上见呕吐，下见泄泻，病之关键在于中，所谓"上下交病治其中"也。此为寒热互结，病位在胃。法用半夏散结消痞、降逆止呕，干姜温中散寒，配黄芩、黄连苦寒清热，此即仲景半夏泻心汤法，"心"实际是指胃，泻心即是泻胃，仲景于《伤寒论》阳明病篇有"胃中必有燥屎五六枚"之说，实际是指肠中有燥屎五六枚，因此不能单纯从字面上观其意。

（4）表里双解　按治疗疾病一般原则应该先表后里，但如果表里证均重，则应表里双解。少阳阳明并病，既有往来寒热、胸胁苦满之少阳证，又有大便不通、脘腹痞满疼痛、舌苔黄之阳明实证，治疗就要和解少阳，解表清里泻下，主要用柴胡、黄芩配大黄、枳实。

5. 温法

温法为治疗里寒证的常用方法，根据里寒所在脏腑经络的不同可分为温中祛寒、回阳救逆、温经散寒三类。

（1）温中祛寒　用于中焦脾胃虚寒。如针对太阴虚寒，用干姜配人参。干姜温中散寒，人参补益脾胃，又有温中作用。若脾阳虚甚，可加附子。

（2）回阳救逆　主要治疗四肢厥逆之少阴阳虚寒厥证，仲景《伤寒论》少阴病篇中有"少阴之为病，脉微细，但欲寐也"，说明少阴虚寒证实际为心肾阳虚，不独为肾阳虚，因为少阴经包括足少阴肾经和手少阴心经。治疗用附子配干姜、甘草回阳救逆，亦可加人参，因为"补先天之气无如附子，补后天之气无如人参"。

（3）温经散寒　阳郁可以出现四肢厥逆，阳虚也可以出现四肢厥逆，血虚受寒也可导致手足厥冷，治疗用当归、芍药配桂枝、细辛，当归、芍药养血，桂枝、细辛温经散寒。若内有久寒者，加吴茱萸、生姜入厥阴经暖肝散寒。

6. 清法

清法包括清气分热、清营凉血、清热解毒、清脏腑热、清热祛暑及清虚热等法。

（1）清气分热　最多见为阳明气分热盛，出现身大热、汗大出、口大渴、脉洪大的四大症，用石膏配知母。石膏清泻阳明里热，知母苦寒润燥生津。因此里实热消耗阴津，故不用苦寒而燥之黄芩、黄连，恐性燥而更伤阴津，蒲辅周先生认为黄芩、黄连加入白虎汤中，则成为"死老虎"了。

（2）清营凉血　叶天士在《外感温热篇》中曾论述"在卫汗之可也，到气才可清气，入营犹可透热转气……入血就恐耗血动血，直须凉血散血"，所以热入营分可用犀角（现用水牛角），用量宜大，生地黄配金银花、连翘、竹叶心。水牛角、生地黄清营分热，金银花、连翘、竹叶心轻清宣透，使入于营分之邪热转出气分而解，称为透热转气。热入血分，则用水牛角、生地黄加赤芍、牡丹皮凉血散血。

（3）清热解毒　如三焦火毒热盛，可用黄芩清上焦热，黄连清中焦热，黄柏清下焦热，再配栀子清三焦热，并导热从小便而出，针对三焦火毒实证尚未伤阴，症见舌苔黄腻、脉滑数有力者。若舌绛少苔或脉细数者，不宜用。

（4）清脏腑热　包括清心热、清肝胆之火、清胃火、清脾热及清大肠湿热等，因疾病所在脏腑不同，用药配伍亦不同。如心经火热者，用木通清心与小肠之火，使心火从小便而出，心火旺盛可以耗伤肾水，水虚则更不能制火，故配生地黄滋阴清热，补养肾水，以制心火，再加竹叶清心利尿。

（5）清热祛暑　暑湿证可用滑石配伍甘草，滑石寒能清热，滑能利窍，甘草和胃清热，又防滑石寒伤脾胃，滑石与甘草用量之比为6：1。兼见舌尖红者，为心经有热，可加朱砂；兼见舌边红者，属肝经有热，可加青黛；兼肺热，加薄荷；素体脾胃虚寒，加干姜；暑热气津两伤者，用西洋参、麦冬、石斛配黄连、竹叶、西瓜翠衣，益气生津、祛暑清热。

（6）清虚热　温病后期，邪热未尽，伏于下焦，出现暮热早凉、热退无汗、形体消瘦、舌红绛、脉细数，用青蒿配伍鳖甲滋阴清热，青蒿不能直入阴分，由鳖甲领而入之。

7. 补法

补法包括补气、补血、气血双补、补阴、补阳五类。

（1）补气　主要为四君子汤，即人参、炙甘草配白术、茯苓。因脾之生理特点为喜燥恶湿，又脾主运化，若脾虚失其运化则产生水湿，故配白术、茯苓健脾祛湿使人参、甘草更好地发挥补气之功效。补气应防壅气，可加陈皮理气，以防其壅。

（2）补血　补血之常用方即为治疗血虚或血滞之四物汤，方中熟地黄、白芍补养阴血，当归、川芎补血行血，四味药包含春夏秋冬之意，将春主升发之气比喻为当归，夏主温热之气比喻为川芎，秋主收敛之气比喻为芍药，冬主闭藏之气比喻为熟地黄。

（3）气血双补　此法最常用配伍为四君配四物即八珍汤，为平补气血之方。气血虚寒，再加肉桂、黄芪鼓舞气血，即十全大补汤。

（4）补阴　此代表方为治疗肾阴虚之六味地黄汤，方中三补三泻，重用熟地黄、山茱萸、山药温补肾精，再以牡丹皮、茯苓、泽泻泻多余虚热肾浊。六味地黄汤本为仲景肾气丸，后钱乙去附子、桂枝，使其专补肾中阴精。肾者主水，受五脏六腑之精而藏之，所以为了补而不滞，故配茯苓、泽泻泻肾中浊水。

（5）补阳　邓中甲教授讲方剂学说过，如今谈药物阴阳均为寒热，而在过去阴阳也是指气血。所以明代医家张景岳善于于补阳中加补阴药，气血互养，精气互生，比如右归丸以大熟地黄为君药，加附子、肉桂之辛温，可补元阳之不足，温补命门。

8. 消法

消法在此主要介绍理气、活血化瘀、祛湿三类。

（1）理气　包括行气和降气，用于治疗气逆、气滞之类的病证。行气法适用于气机郁滞之病证，行气解郁的常用配伍为越鞠丸法。降气法主要用于肺胃之气上逆，而现咳喘、呕吐、嗳气、咳逆之症。

（2）活血化瘀　清代王清任最善于活血化瘀，尤其以桃仁、红花、赤芍、川芎"四大金刚"为主，每每用药必用活血破血药为先锋，各种顽疾杂病即冰消雪融。

（3）祛湿　湿为阴邪，重浊黏腻，所以治疗湿证，不易速愈，但如果遣方用药得当，收效明显。祛湿法包括燥湿和胃法、清热祛湿法、利水渗湿法、温化水湿法等。

七、何为补法

补法，系八法之一，又称补益、补养、补虚，是指用补益药物补养人体气血阴阳不足，改善衰弱状态，治疗各种虚证的方法。虚证有气虚、血虚、阴虚、阳虚之不同，补法相应分为补气、补血、气血双补及补阴、补阳。另外，根据病情缓急和体质虚弱程度，又可分为峻补和缓补。《素问·至真要大论》云："虚者补之。"《素问·阴阳应象大论》云："形不足者，温之以气；精不足者，补之以味。"

1. 补气法

因脾的生理特点为喜燥恶湿，又脾主运化，若脾虚失其运化则产生水湿，故用四君子汤，白术、茯苓健脾祛湿，配人参、甘草更好地发挥补气之功效。补气应防壅气，可加陈皮理气，以防其壅。有痰湿者，加陈皮、半夏；气滞胃寒，再加木香、砂仁；脾虚挟湿，配白扁豆、莲子、薏苡仁、山药、砂仁。气虚下陷或气虚发热，可用四君去茯苓之下行，加黄芪补气升提，再合升提下陷之中气且又清热之柴胡、升麻。若气阴两虚者，可用人参大补元气，配麦冬养阴生津清热，五味子敛气，三药补、清、敛结合，共奏益气养阴之功。

2.补血法

补血之常用方为四物汤。血瘀配桃仁、红花。出血配阿胶、艾叶。血虚发热者可用黄芪配当归，且黄芪用量应为当归的5倍，取阳生阴长之意，因为阴血不能自生而生于阳气，故用补气药化生阴血。心脾气血两虚而见心悸怔忡、健忘失眠者，用人参、黄芪、白术、茯神、炙甘草配当归、酸枣仁、龙眼肉，既补脾气，又养心血。

3.气血双补法

此法最常用配伍为四君配四物即八珍汤，为平补气血之方。气血虚寒，再加肉桂、黄芪鼓舞气血，即十全大补汤。气血虚甚，将十全大补汤内的四君加陈皮合四物减川芎，再加远志、五味子安神定志、补肾宁心。妇女妊娠气血亏损，胎元不固而致滑胎者，用十全大补汤减去辛温助热之肉桂、淡渗下行之茯苓，加补肾安胎之续断、清热安胎之黄芩（朱丹溪称白术、黄芩为"安胎圣药"）、养脾胃固胎元之糯米及理气安胎之砂仁。

若心之阴阳气血俱虚，症见脉结代、心动悸，治疗可用炙甘草汤。方中炙甘草甘温益气，《名医别录》记载其能"通经脉，利血气"，故可用治脉结代、心动悸。心主血脉，配伍生地黄、麦冬、阿胶、麻仁（即黑芝麻），补养心之阴血，心之阴血又赖于阳气的推动，所以用人参、桂枝、生姜、大枣补养心气，温通心阳。煎时加清酒，以助温通血脉。在临床运用上，应注意按原方剂量配伍，炙甘草、生地黄、大枣尤其应予重视，按仲景原方，炙甘草、生地黄、大枣用量特大，若按一般剂量，且不加清酒，则不会收到满意的效果。所以说"方剂的不传之秘在量上"，确为真知灼见。

4. 补阴法

此为治疗阴虚证之法，代表方为治疗肾阴虚之六味地黄汤，方中重用熟地黄补肾，山茱萸补肝肾，山药补脾肾。肾主水，肾阴亏需要补，但肾中浊水又需要排出，故配泽泻泻肾浊，茯苓利水，牡丹皮滋阴泻火。方虽六味，法却奇妙，有熟地黄滋补肾精，就有泽泻泻其肾浊；有山茱萸补肝，就配有牡丹皮之凉肝；有山药之健脾，就配有茯苓之淡渗脾湿，三补三泻功效显著。若阴虚火旺，用熟地黄、龟板滋阴，配知母、黄柏降火。肝肾阴虚，肝郁气滞，用生地黄、当归、枸杞子补养肝肾阴血，沙参、麦冬补肺金以生肾水，清肺金以制肝木，再配苦寒之川楝子疏肝理气泻热。

5. 补阳法

明代医家张景岳说："善补阳者，必于阴中求阳，则阳得阴助而生化无穷。"所以肾阳不足者，可用滋阴之熟地黄、山药、山茱萸配附子、肉桂或桂枝温补肾阳。唐代以前桂枝、肉桂不分，所以有些古书往往只写一"桂"字，类似此例者还有苍术、白术，唐代以前多只写一"术"字。临证之时，如小便不利者用桂枝，小便通利者用肉桂。如果出现水肿、小便不利，可加牛膝、车前子。肾阳虚弱，面色黧黑，可加鹿茸、五味子。

八、何为消法

消有广义、狭义之分，狭义的消，指消食导滞、消癥化积。广义而言，凡是理气、活血祛瘀、祛湿、祛痰、驱虫、消食都称为消。人体内本来没有的东西现在有了，把它祛除就是消，所以已故名老中医魏长春说中医治病实际就是"祛其所本无，还其所固有"。若人阴阳气血平衡，不应有气滞、血瘀，不应有湿等疾患，现在有了，就应取理气、活血祛瘀、祛湿等法把它们祛除，即"祛其所本无"；而原来人体固有的东西如气、血、精、津液，由于各种原因衰退、丧失了，把它们补起来使之达到重新的阴阳气血的平衡，即"还其所固有"。

1. 理气法

包括行气和降气，用于治疗气逆、气滞之类的病证。

（1）行气法　适用于气机郁滞之病证，朱丹溪曾说"气血冲和，百病不生，一有怫郁，诸病生焉"，行气解郁的常用配伍为越鞠丸法，用于治疗气、血、痰、火、湿、食六郁，因六郁中气郁与血、痰、火、湿、食五郁相因为病，所以方中香附解气郁，川芎解血郁，栀子解火郁，苍术解湿郁，神曲消食郁，五味药治六般郁，因气机通畅、湿祛、食化、火清，痰不生，而痰郁自消。

行气法还用于胸痹证，用全瓜蒌理气宽胸涤痰，合薤白辛温通阳，痰多者可加半夏。若胸中痞满，胁下气上冲，再配用枳实、厚朴、桂枝消痞除满而降冲逆。若为痰气交阻之梅核气，用半夏配厚朴祛痰理气。

（2）降气法　主要用于肺胃之气上逆。若为上盛下虚咳喘证，上盛指肺有痰盛，下虚为精血不足而见咳喘、胸满痰多，可用苏子、半夏、厚朴降气平喘祛痰，加肉桂温其肾阳，纳气归元，当归养血润燥，且《神农本草经》记载当归又"主咳逆上气"。

风寒外束、痰热内生之咳喘，用麻黄、杏仁配伍白果、桑白皮、黄芩。麻黄、白果一散一敛，平喘止咳祛痰。因内有痰热，不宜全用温药，故配黄芩、桑白皮清泻肺热。

若胃虚痰阻气逆出现嗳气、呕吐，用旋覆花、代赭石配半夏、生姜降逆止呕，应注意代赭石虽可镇逆，但寒伤胃气，且本已胃有虚寒，故用之不宜量大。若胃虚有热而气逆呕吐者，取橘皮配竹茹降气止呕，竹茹又清胃热；病之本胃气虚，可再配人参、甘草、大枣补其胃虚，益其中气。

2. 活血化瘀法

下焦蓄血，见少腹胀满疼痛、小便自利，用桃仁、桂枝配大黄、芒硝、甘草。桃仁活血化瘀，桂枝入下焦温通血脉，大黄活血泻热，芒硝软坚散结，甘草调和诸药、通经脉、利血气。

胸中血瘀者，用四逆散合桃红四物汤，加桔梗、牛膝，四物汤中白芍改为赤芍，熟地黄改为生地黄，则为桃红四物汤，其活血化瘀之功更佳。桔梗、枳壳一升一降，理气宽胸，桔梗载药上行、引药入胸中，通过气机之升降，可以更好地化解瘀血。再加牛膝者，取其活血化瘀、引血下行之功。

气虚血瘀中风者，可将桃红四物汤中的地黄改为地龙，加大量黄芪补气以更好地活血，而活血化瘀药量轻，不伤正气。去地黄者，因其滋腻不利气血之通畅，改地龙可更好地活血通络，此即为著名的补阳还五汤方。

若瘀停胁下，胁下肝经之分也，用柴胡引药入肝经，配大黄、穿山甲（穿山甲已列入国家野生动物保护名录，医者应用其他药品代替，后同——编者注）破瘀。

妇女冲任虚寒、瘀血阻滞，可用吴茱萸、桂枝温经散寒，配当归、芍药、川芎养血活血，牡丹皮活血化瘀，并清血分瘀热。

产后瘀血腹痛，本"产后宜温"原则，可取四物中之血中阳药当归、川芎补血活血，生新化瘀，配桃仁活血化瘀，炮姜温经散寒止血。方中当归、桃仁均有润肠作用，故若不用炮姜可出现腹泻。

3. 祛湿法

湿为阴邪，重浊黏腻，所以治疗湿证，不易速愈，当用燥湿和胃法。湿困脾胃，苍术苦温燥湿，配厚朴、陈皮理气。治湿方中多用理气药，乃取其气行则湿化之理。

（1）燥湿和胃法　外感风寒，内伤湿滞，既有恶寒、发热、无汗之表证，又有呕吐、腹痛、泄泻之里证，可用藿香外解风寒、内化湿滞，加苏叶、白芷解表，疏散风寒，又可芳香化湿。

（2）清热祛湿法　湿热黄疸可用茵陈蒿汤。实验证明，茵陈、大黄、栀子三药，单味利胆作用并不明显，而合用则利胆作用最佳。

湿温证，湿重于热，用杏仁配蔻仁、薏苡仁，并合滑石、通草。因肺主一身之气，气化则湿化，所以用杏仁宣肺，开上焦肺气以通调水道，此为宣上；蔻仁芳香化湿，畅中焦之气，此为畅中；薏苡仁淡渗利湿，此为渗下。通过宣上、畅中、渗下，使湿邪从上、中、下三焦得以排泄。再合滑石、通草清热利湿，则效果更佳。

若治湿温时疫，湿热并重，见腹胀、小便黄赤、身热、身黄等症，用藿香、蔻仁芳香化湿，配黄芩苦寒燥湿，滑石淡渗利湿，连翘清热解毒，此即为叶天士甘露消毒丹法。据魏玉璜《续名医类案》记载，雍正癸丑年间疫气流行，政府请叶天士拟法治之，叶天士因拟甘露消毒丹与神犀丹方，湿热在气分，舌苔淡白或舌心干焦者用甘露消毒丹，血分证而见舌质紫绛干光者用神犀丹，效果明显。

（3）利水渗湿法　膀胱蓄水，小便不利甚则水入即吐之水逆证，可取五苓散治之。其中茯苓、猪苓、泽泻淡渗利水，配白术健脾祛湿，桂枝助膀胱气化，化气行水，又具解表之功。若属于水热互结膀胱，白术、桂枝当易为养阴清热之阿胶、滑石。

（4）温化水湿法　适用于阳虚水泛，症见腹痛、四肢浮肿、心悸、恶寒者。用附子温少阴肾阳，配生姜散水寒之气，白术、茯苓健脾利水。主水在肾，所以温肾阳用附子；制水在脾，所以用生姜、白术、茯苓。又取芍药者，因其既能缓急止腹痛，又利小便，且防附子过分温燥耗伤阴津。

九、浅论"寓补于消"

1. 论寓补于消

虚则补之，这是正治之法，此乃直来直去者也，以体虚而能受补者为宜。

有脘满嗳气，纳食不馨者；有七情郁滞，胃气上逆者；有嗜食肥甘油腻碍胃者；有肝气横逆，胃气受戕者；有过食生冷，上逆为呕、下而为泄泻者，皆可导致化源不足，气血匮乏，痰湿内生，治不宜用补。否则补而不纳，会出现呕逆、中满、腹胀等临床变化。

胃主纳谷，为后天之本，故当以和胃消食为先。临床常用消法治之，方选朱丹溪所创保和丸（汤）以助后天运化之力，开生化之源。化源一开，水谷之精微便源源不断进入机体，余脏皆得裨益。若食欲增进，气虚者酌加人参、黄芪；血虚者酌加当归、芍药；心悸者酌加远志、龙骨、牡蛎；肺阴不足者酌加沙参、百合；肾虚者酌加山茱萸、菟丝子。此为锦上添花，亦为寓补于消。

2. 寓补于消在治疗高脂血症中的应用

高脂血症是由于体内脂质代谢紊乱而形成的一种病症。一般认为，血脂的蓄积、增高是动脉硬化形成的重要因素，而动脉硬化与冠心病、脑血管疾病、高血压病等疾病的发生和发展有着密切关系。近些年来，李老根据临床实践，提出了"寓补于消"的观点用于高脂血症的治疗，取得了良好的效果。

（1）中医对高脂血症的认识　中医学对脂质的认识由来已久。如《灵枢·卫气失常》言："人有肥、有膏、有肉"，并对脂膏过多有形体改变者称为"膏人""脂人"。张志聪在《黄帝内经灵枢集注·九针十二原》中指出："中焦之气，蒸津液，化其精微……溢于外则皮肉膏肥，余于内则膏肓丰满。"由此可以看出，膏脂即油质、脂肪，属稠厚之液，源于水谷之化。在脾的散精和三焦的气化作用下，可渗入血中，运行周身，养肢骸，益髓脑，充脏腑。一般情况下，大部分膏脂作为营养物质被人体所利用，一部分则由膏变为脂而贮于皮下、体腔，需要时复由脂变膏为机体所用，多余的膏脂则通过肝之疏泄、脾之运化而排出体外。一旦膏脂在体内的生化、转输、排泄等发生异常，均可导致膏脂在体内的过多停留而发生高脂血症。然而，李老通过长期观察发现，社会因素（饮食结构、生活方式）是诱发本症的主要原因。如脂肪摄入量明显增加，生活节奏加快，精神状态紧张，体力劳动减少，生活安逸松懈等，均可导致脾胃运化失职，肝胆疏泄失常而促发本症。李老认为，高脂血症的病变重点并不在于"虚"，而是在于：①脾胃负担过重，超过了其运化承受能力；②肝胆疏泄失职，不能克脾助运和调节膏脂输布。换言之，高脂血症的病理关键为肝脾失调。

（2）寓补于消的提出及其内涵　寓补于消是在消法的基础上发展形成的，它源于长期临床实践。观察发现，在当今生活水平普遍提高的情况下，不少患者出现了貌似虚弱，但不受其补的现象。究其原因，有七情不舒而致胃纳呆滞者，有嗜食肥甘而中满不化者，有肝气横逆而胃气受戕者，有安逸怠卧而脾气不展者等，此际施补，即现腹满、呕逆。脾胃为后天之本，气血化生之源，对于上述情况的治疗，当以和中消食为先，藉以除壅滞，开化源。这种方法以消代补，藉消以补，故称寓补于消。它是消法作用的延伸与扩大，已经超越了一般意义上的消法的概念。

（3）寓补于消在治疗高脂血症中的具体应用　鉴于上述认识，李老将寓补于消的观点应用于高脂血症的治疗中，认为其治疗重点应着眼于减轻脾胃负担，增强脾胃运化能力，调畅肝胆疏泄，调整膏脂输布。为此，李老以朱丹溪的保和丸为底方化裁制成了"血管软化丸"，临床应用显示，本方对降低或调整血脂有明显作用。

血管软化丸组成为：山楂180 g，神曲60 g，陈皮20 g，半夏90 g，茯苓90 g，连翘30 g，炒莱菔子30 g，郁金30 g，枸杞子30 g，三七2 g，珍珠30 g，代赭石25 g，共为细末，炼蜜为丸，每丸9 g，每日3次，每次1丸，体胖者适当加量。

方中山楂善消油腻肉食积滞。药理研究证实，它能加快对血清胆固醇的清除，并能增加冠状动脉血流量，降低血压。神曲为辣蓼、青蒿、杏仁等加工后与面粉或麸皮混合，经发酵而成的曲剂，能调中健脾和胃，擅化酒食陈腐之积。陈皮、半夏、茯苓有二陈汤之意，可健脾除湿，行气消痰。炒莱菔子能下气消胀，化痰消食。连翘清热散结，可除痰浊久结之热。郁金行气活血，疏肝利胆，所含之挥发油有促进胆汁分泌作用，从而有利于油腻食物的消化。另外，药理实验显示，本品可明显增加小白鼠血浆中的环磷酸腺苷（cAMP）含量，被证明有降血脂作用。枸杞子具有补益肝肾之功，富含亚油酸，而这种不饱和脂肪酸可改变胆固醇在体内的分布，使其较多地沉积于一般组织，从而减少在血和血管壁中的含量，使血脂降低，动脉硬化发生率减少。另外，亚油酸还助于前列腺素的合成，由此可阻止血小板的凝集，抑制动脉硬化斑块的形成。三七活血散瘀，临床发现其可降低血清胆固醇。动物实验表明，三七提取液可降低家兔脂质水平，并能增加麻醉狗冠状动脉血流量。诸药合用，共奏消积健脾、疏肝补肾、化痰散瘀之功。

李老带领团队于1992～1995年对该制剂进行了临床与实验研究。在所观察的91例患者中，观察组（用血管软化丸）61例，对照组（用月见草油胶丸）30例。经过2个疗程（一疗程30天），观察组与对照组的症状改善有效率分别为85.25%、75.84%，显示观察组疗效明显优于对照组（$P<0.005$）。用药前后血脂检测结果显示，观察组血清胆固醇由（6.63±1.47）mmol/L

降为（5.18±1.53）mmol/L，下降率为21.76%，甘油三酯由（4.28±2.82）mmol/L降为（3.06±2.14）mmol/L，下降率为28.45%；高密度脂蛋白则由（1.18±1.42）mmol/L升为（1.41±2.18）mmol/L，动脉硬化指数（AI）由（4.19±0.16）mmol/L降为（2.93±0.13）mmol/L。以上诸项变化均以血管软化丸为优（$P<0.01$）。另外，用药前后血液流变学指标变化的结果表明，血管软化丸对各项指标均有程度不同的改善，说明其可减轻血液黏稠度，增加血液流动性，改善血管异常状态。与此同时，还观察了血管软化丸对大白兔实验性高脂血症的影响，结果显示：当给予家兔高脂饲料后，其血清胆固醇、甘油三酯均有不同程度升高，但用药组升高幅度小。血管软化丸与月见草油胶丸相比，胆固醇、甘油三酯及高密度脂蛋白的降低或升高值更大，说明血管软化丸对防治动脉硬化具有良好效果。另外，急慢性毒性实验表明，血管软化丸无明显毒副作用，此与临床观察结果一致。

综上所述，寓补于消法的应用，为高脂血症的治疗开辟了一条新的思路。在目前国内外尚未发现疗效显著、持久、副作用小的降脂药物的情况下，开展对本思路与方法的进一步研究，争取取得高脂血症防治研究的突破，是很有意义的。

十、何为通法

1. 通法概述

《金匮要略·脏腑经络先后病脉证》有云："五脏元真通畅，人即安和。"通是人体健康，维持常态的前提条件，若因各种缘由出现不通，则气血阴阳失衡，人体的正常状态受到影响，以致病态。通法便自然成为中医的治疗大法。

通法是中医的治疗大法之一，既立于八法之外又内含于八法之中。"通"的基本思想源于《内经》，仲景承而传之，后历代医家多有论述。《备急千金要方》有云："欲疗诸病，当先以汤荡涤五脏六腑，开通诸脉，治道阴阳，破散邪气，润泽枯朽，悦人皮肤，益人气血。"此言极是。而"通法"最早则是由北齐医家徐之才在药物归类时指出，即"药有宣、通、补、泄、轻、重、涩、滑、燥、湿十种"。并指出其功能，"通可去滞"。

所以通过上述论述，可以得出，"通法"是对各种虚实所致滞、瘀、凝、痰结等不通而言，即"通畅郁闭"之义。清代李宗源《医纲提要》有云："通之义有三：一曰宣通，麻葛解表以通毛窍，瓜蒂吐涌以通壅是也；二曰攻通，苓泻渗水以通前阴，硝黄涤秽以通后阴是也；三曰旁通，木通、半夏通而兼乎降，细辛、藁本通而兼乎升，乌药、乳香通于气，红花、桃仁通于血也。"现代医家多认为通法有广义和狭义之分。狭义的通法，是指宣通郁滞、通利二便之法。广义之通法，是指疏通脏腑经络气机，消除体内壅滞，畅通气血津液的各种方法。

2. 通法的应用

通法可以广泛用于临床各科，亦可用于各类证型，随其气血阴阳虚实，揣度用之。《医学真传·心腹痛》云："夫通者不痛，理也。但通之之法，各有不同。调气以和血，调血以和气，通也；下逆者使之上行，中结者使之旁达，亦通也；虚者助之使通，寒者温之使通，无非通之之法也。若必以下泄为通，则妄矣。"

（1）通法之于五脏六腑　《中医通法与临证》曰："五脏以通为用，六腑以通为顺。"

1）五脏：《素问·五脏别论》云："五脏者，藏精气而不泻也，故满而不能实。"五脏是人体的中心，"五脏元真通畅，人即安和"。

·心主血脉，心主神明。唐宗海《血证论》说"心为火脏，烛照万物"，实际是强调心以阳气为用，若心阳气不足，或寒凝、痰浊、血瘀等，导致心血瘀阻、心脉不畅，临床上可出现心悸、胸痹等病，治疗上或补益心气通络，或温通心阳，或逐瘀化痰等。可用天王补心丹合炙甘草汤益气滋阴，通阳复脉，或血府逐瘀汤活血化瘀，通脉止痛。

·肺主气司呼吸，主宣发肃降，通调水道，肺主治节，助心行血。外感内伤，阻遏肺气，气道不利发为咳嗽、喘证，甚者虚劳肺痿。若为外邪，可用小青龙汤或越婢加半夏汤等宣肺止咳，化痰定喘；若为内伤虚损，则以补为通，如生脉散和补肺汤补肺益气养阴。

· 脾为后天之本，气血生化之源，《玉机真脏论》云："脾脉者，土也，孤脏以灌四旁者也。"脾主运化，升清降浊，为人体气机升降之枢纽。饮食劳倦，思虑伤脾，气机升降失常，水湿凝滞，精微不化，出现腹胀、泄泻等症，可用保和丸消食导滞，或参苓白术散健脾益气。

· 肝为刚脏，性喜条达恶抑郁；肝主疏泄，主藏血。肝的病理表现主要是气机的流畅、血液的贮藏等。疏泄失调，肝气化火，可致阳亢风动，发为中风，或肝血不足，肝失濡润，可致气郁络滞，可用天麻钩藤饮清火熄风，或柴胡疏肝散疏肝理气，或一贯煎养阴柔肝。

· 肾藏精，为先天之本，为人体生长发育生殖之源，若藏精功能减退，精关不固，可出现遗精、早泄；肾主水液，其蒸腾气化维持全身水液代谢，若气化失司，水道不利，可出现水肿、淋证等，治疗可用金锁固精丸补肾固精，或济生肾气丸温肾助阳、化气行水。

2）六腑：《素问·五脏别论》云："六腑者，传化物而不藏，故实而不能满也。"六腑的主要生理功能是受纳腐熟水谷，泌别清浊，传化精华，将糟粕排出体外，而不使之存留，所以六腑以和降通畅为顺。六腑的生理功能具体为：饮食物入胃，经胃的腐熟，下移小肠，进一步消化，并泌别清浊，吸收其中的精微物质，大肠接受小肠中的食物残渣，吸收其中的水分，其余的糟粕经燥化与传导作用，排出体外，成为粪便。在饮食物消化吸收过程中，胆排泄胆汁入小肠，以助消化。三焦不但是传化的通道，更重要的是主持诸气，推动传化功能的正常进行。

· 肝胆相表里，常由于肝失疏泄而致胆汁排泄功能异常，发为黄疸，治疗可用茵陈蒿汤通腑利湿退黄，或用茵陈五苓散合甘露消毒丹利湿化浊。

· 胃主受纳通降，通降就是降浊，降浊是受纳的前提条件，胃失通降可见嗳气、呃逆、大便秘结，甚则出现腹痛、恶心、呕吐等症。叶天士有言："脾宜升则健，胃宜降则和。"其"胃腑以通为补"的理论广泛用于临床。饮食积滞，用保和丸或枳实导滞丸消食理气；胃阴不足，用益胃汤和橘皮竹茹汤养阴降逆。

· 大肠为传导之官，大肠的传导变化作用，是胃的降浊功能的延伸，且与脾的升清、肺的宣降及肾的气化功能密切相关；小肠主受盛化物，泌别清浊。二者功能失司，可出现便秘、泄泻甚者下痢，治疗用承气汤通腑导滞，或增液汤滋阴通便，芍药汤化湿止痢。

· 膀胱的主要功能为贮存和排泄尿液。膀胱气化功能的发挥，是以肾的气化作用为生理基础，肾和膀胱的气化功能失常，膀胱开合失司，则小便不利，或为癃闭，可用八正散利湿通淋，济生肾气丸温阳利水。

· 三焦通行元气，主持诸气，总司人体的气化活动；疏通水道，运行水液，故又称为"决渎之官"。其功能与其他各脏腑关系紧密，宜"谨守病机，各司其属……必先五胜，疏其血气，令其调达，而致和平"（《素问·至真要大论》）。

（2）通法之于气血津液　气血津液在人体生命活动中占有极其重要的位置。

1）气血：《灵枢·本脏》说："人之血气精神者，所以奉生而周于性命者也。"气血是构成人体的基本物质，《素问·调经论》说："人之所有者，血与气耳。"二者关系密切，气为血之帅，血为气之母。《不居集》又曰："气即无形之血，血即有形之气。"两者生理上相互依存，相互为用，故病理上也相互影响而致气血同病。气机为气的运动形式，即升降出入。《素问·六微旨大论》云："出入废则神机化灭，升降息则气立孤危。故非出入，则无以生长壮老已；非升降，则无以生长化收藏。"气血关系失调，主要有气滞血瘀、气不摄血、气随血脱、气血两虚和气血不荣经脉等几方面。治疗上或补或泻，但求其气血通畅，可用桃红四物汤理气活血，八珍汤补气养血，独参汤补气固脱。

2）津液：津液是机体一切正常水液的总称，津是构成人体和维持生命活动的基本物质之一。二者皆源于水谷精微，但性状、分布、功能有所不同。《灵枢·决气》云："何谓津？岐伯曰：腠理发泄，汗出溱溱，是谓津。何谓液？岐伯曰：谷入气满，淖泽注于骨，骨属屈伸，泄泽，补益脑髓，皮肤润泽，是谓液。"津液的正常代谢，不仅维持着津液生成、输布和排泄之间的协调平衡，而且也是机体各脏腑组织进行正常生理活动的必要条件，津液通过输布代谢滋润濡养机体，化生血液，调节阴阳，并可排泄废物。若代谢异常，必然会导致机体一系列生理活动的障碍。由于生成不足或消耗过多，可致津液不足；津液的运行输布和排泄障碍，体内的津液滞留，形成湿、痰、饮、水等病理产物。治疗或滋阴以补之，或汗而发之，或淡渗以利之，或攻下而逐之，如麻黄汤、五苓散、十枣汤等。

（3）通法之于筋脉经络 《金匮要略·脏腑经络先后病脉证》云："经络受邪，入脏腑，为内所因也……四肢九窍，血脉相传，壅塞不通，为外皮肤所中也。"文中确之凿凿地指出"不通"为经络受邪的关键，故治疗应宗通法并切合病机，具体结合祛风活血、润燥滋养等。仲景采用多种方法通经络，比如辛润通络、虫类通络、通阳治络、养血通络等。用于肝著的旋覆花汤为辛润通络的代表方。邪甚者多用动物药，比如大黄䗪虫丸、鳖甲煎丸、抵当汤、抵当丸等。清代王清任的逐瘀五汤、傅青主的生化汤都是临床上效果显著的方药。另外中医的导引针石也是治疗经络病症的方式，旨在通行气血、舒筋活络。

十一、通法在心脑疾病中的应用

在治疗心脑血管病方面，中医有不少方法，西医也有不少方法。但治疗心脑血管疾病的实质是相同的，这个相同点，也就是中西医结合的交叉点或结合点，这个点就是一个"通"字。

现代心脑血管疾病是一个大题目，内容很多，可包括祖国医学的中风病、胸痹病等。通法在治疗血管疾病中的意义和作用如下。

从生理上讲，祖国医学是非常重视经络畅通和血脉流利的，《灵枢·本脏》曰："经脉者，所以行气血而营阴阳，濡筋骨，利关节者也……是故血和则经脉流行，营复阴阳，筋骨劲强，关节清利矣。"只有"血活"，才能"阴平阳秘，精神乃治"，肢体灵活，运动自如。《金匮要略》说："若五脏元真通畅，人即安和。"这说明血液带着各种营养物质灌注于五脏之内，运行畅通无阻，才能维持人的生命健康。

在病理上，祖国医学认为，气血运行受阻，经络血脉失于调和，则百病丛生。《素问·调经论》说："血气不和，百病乃变化而生。"对于心血管疾病，李老认为不通是疾病的主要病理。《素问·痹论》说："心痹者，脉不通。"对于中风病亦有很多记载。《素问·调经论》说："血之与气，并走于上，则为大厥，厥则暴死，气复反则生，不反则死。"《素问·生气通天论》说："阳气者，大怒则形气绝，而血菀于上，使人薄厥。"这些都是气血上逆菀于头部，影响气血正常运行而发生中风病的早期记载。

现在就以中风"邪在于经"的几种不同情况进行初步讨论。

《金匮要略》中说的"邪在于经，即重不胜"，就是指肢体重滞不易举动的偏瘫症状，是由于邪中于经，影响了气血的正常运行而发生的，相当于现代医学的脑血栓形成、脑血管痉挛、脑梗死等疾病。根据临床常见病初步分为肝阳挟痰、阳亢风动、阴虚阳亢、正虚邪袭、气虚瘀阻经脉五种证型。由于临床证型不同，相应地就拟出不同治则和方药。对于肝阳挟痰型，治以平肝化痰法，方用保和丸加味；阳亢风动型，治以平肝潜阳法，方用三甲复脉化裁；阴虚阳亢型，治以滋水平肝潜阳法，方用六味地黄汤加味；正虚邪袭型，治以补气活血、通络祛风法，方用补阳还五汤加祛风之品；气虚瘀阻经脉型，治以补气活血通络法，方用补阳还五汤加益气之品。

为什么同是中风半身不遂的患者，而用以上不同的治疗方法都能取得好的疗效呢？因为人的生活环境、精神状态、饮食嗜好和体内脏腑经络病理变化不同，都会影响人体正常的气血运行，而造成"邪在于经"的偏瘫症状。由于邪的来源和性质不同，所以祛邪的方法也有不同。以现代医学来看，都是人体脑部血管相应部位的血脉不通或不畅通，所以在治疗方法上追求的目的是相同的，都是一个"通"字。因此，从中西医对该病认识的结合点来看，就可以概括地称为通法。李老认为，用西药小分子或微分子右旋糖酐，就是为了血脉的畅通，就是抓住了"不通"这个共性，而中医治疗该病虽用不同方药，也是为了一个"通"字。

以上五种证型为什么都会使脑部血管不通呢？用这些方药为什么又可以使血管畅通呢？现分述如下：

1. 肝阳挟痰型

这类患者的症状多为面红体胖，经常头晕，情志平时易怒，舌质暗红，苔白厚腻微黄，舌体胖，边有齿痕，脉弦滑。在生活方面，饮食多肥甘，或有烟酒嗜好。因肝在志为怒，怒则气上逆，气上逆血亦随之上行，因而血菀于头面，故经常头晕面红；因平时多食肥甘，故易生湿生痰。

从现代医学说，这部分患者常伴有脂质代谢障碍，血脂升高，血液的黏度增加，脂质沉着，导致动脉硬化等变化，从而会引起红细胞、血小板的聚集和凝结，容易形成脑血栓。一旦脑血栓形成，因血不畅行，则经气受阻，形成相应部位的经脉运行不利，致使肢体运动障碍或言语謇涩。为了解决这一矛盾，必须按照祖国医学传统理论进行辨证论治，因肝阳旺盛，故须平肝；因挟痰，故须化痰。说到这里自然要问，为什么肝阳挟痰患者血压会高，平肝化痰后血压又会降低呢？中医说的肝旺是以症状为依据的。综合来说，因肝脏的经脉直达巅顶，肝在情志主怒，肝藏血，心主神，心主血脉。因此，在恼怒烦闷时，必引起血管的紧张度增高，造成外周阻力加大，进一步发展又会引起肝和肾本身血流的改变；而肝脏功能的改变又会进一步引起脂质代谢障碍加重，血脂升高，血液黏度增加。所以，平肝药既可降低血管的紧张度，又可改善血液的黏滞性；化痰药可直接降低血脂，改变血液的流动性。

《医学从众录》说："土病则聚液而成痰。"多食肥甘则伤脾，脾伤则聚湿生痰，痰为体内的一种病理产物，体内脂质的凝聚物如通常说的胆固醇沉积物，李老认为也是痰的一种。血内之痰是对血脂过高等多种致病因素而言。脾在祖国医学中是消化食物、吸收营养的器官，可见人体消化、吸收、转化营养功能的障碍是产生痰的主要原因。

验案举例 李某，男，72岁，16岁开始吸烟，嗜肉食，于1978年2月以偏瘫失语入院，血压140/90 mmHg（即18.6/12.0 kPa，1 mmHg约相当于0.133 kPa），3月检查胆固醇为2 300 mg/L，至3月20日经中西医治疗，肢体运动情况进展不大，并且自觉饭后脘闷不舒，头晕，舌体胖，苔薄白，口不渴，脉滑稍弦。李老按肝阳挟痰论治，处方：陈皮，半夏，茯苓，炒莱菔子，焦山楂，焦建曲，连翘，地龙，丹参，全蝎，天麻，红花，另加山楂每天60 g，水煎代茶服。至6月8日共服70剂，查胆固醇已降至1 500 mg/L（未服西药降脂药）。至7月19日肢体运动完全恢复正常，运动自如，可骑自行车，唯不能远行。8月30日请五官科查眼底示：双侧眼底部分血管壁增厚，反光增加，提示眼底血管硬化症。为了检查上述方药降脂作用是否确切，又于9月9日复查胆固醇，结果是1 660 mg/L，这就证明前次检查是正确的，也就验证了李老的观点。

方中保和丸主在化痰消食和胃，可燥湿健脾散结，增强脾胃消化吸收功能。焦山楂是消肉积的要药，《本草纲目》说山楂有"化饮食，消肉积癥瘕，痰饮痞满吞酸，滞血痛胀"之功。加丹参、红花活血化瘀，地龙、全蝎、天麻平肝熄风。通过平肝化痰、活血化瘀，三方面药物的配合，可改变人体内脏的功能状态，随着内脏功能的调整，相应地会使血管的紧张度降低，大脑病变部位狭窄的血管腔变宽，凝聚的痰瘀逐渐消散，因而经脉逐渐畅通，肢体运动渐复灵活。

从上面的论述可以看出，不论中西医均认为血脉畅通为生理，不通或不畅通为病理。平肝化痰、活血化瘀是中医达到"通"的手段；现代医学也是按这个原理治疗的，对血液黏度高的患者，常给以降脂、扩张血管药，用低分子右旋糖酐降低血液黏度、血小板黏附性和聚集性，减少微血栓形成，达到血脉畅通的目的。

2. 阳亢风动型

这类偏瘫患者，多表现为面红，头昏脑涨，夜不能眠，性情易怒，偶有肢体颤动，舌苔多薄白而干或微黄，舌体不胖，舌质暗红，脉弦。病机重在肝阳上亢。肝阳上亢，实指肝脏之血循经上冲，血不归肝，逆而上行，不易下降，因此患者常觉头昏脑涨，夜不能寐，性情易怒。所以血不归肝与肾阴不足有关，李老认为此处肾阴不足与流经肾的血流量减少有关。这样形成了肝肾失调，肝实肾虚，若出现动风证候，肢体或面肌颤动，现代医学认为是脑血管痉挛。《素问·至真要大论》曰："诸风掉眩，皆属于肝。"所以，在治疗方面用平肝潜阳法。

平肝者，乃直折肝阳，用夏枯草、石决明、钩藤、地龙、羚羊角等达到平肝熄风的目的。所谓平肝熄风，既有中枢镇静作用，又有缓解血管紧张度的作用，达到镇静降压、扩张血管的目的。

潜阳者，多用龙骨、牡蛎、白芍、龟板等。龙骨、牡蛎首先可用来使心阳得潜，使血下归于肾；白芍养阴柔肝，开阴结，利小便，亦有潜阳的作用，可解除中枢性或末梢性痉挛，临床观察有解除肾小血管痉挛而利小便的作用；龟板可以滋肾阴潜肝阳，壮水制火，达到肝、心、肾内脏功能的协调。

上述药物的运用，改变了血管和血流状态，血压下降，病变部位的血管功能随之改善，血流畅通。待血压稳定后积聚的红细胞会逐渐解聚。为了加速血栓解聚的进程，仍可加入活血化瘀药促进血脉的畅通。所以治肝阳上亢、肝风内动型的偏瘫，关键在于平肝潜阳，以活血化瘀为佐。

3. 阴虚阳亢型

阴虚为本，阳亢是标。何脏阴虚能影响全身而导致阳亢？首先是肾阴虚。肾阴虚到底是什么？它为什么能引起高血压而导致中风偏瘫？肾虚阳亢治应滋阴潜阳，滋阴为什么能潜阳呢？

通过临床观察，此型患者多体瘦，面常红，常自觉耳鸣，头昏脑涨，舌质红体瘦，舌苔薄干或微黄，脉多弦细，发生偏瘫前常有肢端发麻的情况。以上症状，祖国医学认为是阴虚阳亢的表现。根据《素问·阴阳应象大论》"阳化气，阴成形"的特点，肾阴虚一是指肾所主的脑、骨、髓的营养物质不足；二是指流经肾的血流量减少。这就形成了营养物质与功能之间的失衡，出现了阴不能敛阳的情况，而表现为脑髓功能的虚亢，故见失眠、头晕、多梦、耳鸣诸症。《素问·调经论》曰："气之所并为血虚。"气之所并是气并于阳，气并于阳则阳盛，阳盛则阴虚，阴虚就包括了血虚。按现代医学体液性肾脏增压素学说，肾脏缺血，产生肾素，催化肝脏分泌血管紧张素原，经过转换酶的作用变成血管紧张素 Ⅰ、血管紧张素 Ⅱ 和血管紧张素 Ⅲ，对血管有很强的收缩作用，造成血压升高。

在治疗时因患者有肝阳上亢的症状，故用夏枯草、天麻、石决明、钩藤、地龙等平肝，用六味地黄汤滋水涵木。其中生地黄凉血养血，牡丹皮凉血化瘀，有疏通脉道的作用，这正是《素问·调经论》中所谓"病在脉，调之血"的道理。山茱萸补肾滋阴，肾主骨髓，所以山茱萸有补益脑髓的作用。山药补气，可增强机体的抗病能力，且无温燥之弊，尤以茯苓、泽泻二味用之最妙。《神农本草经》认为泽泻气味甘寒无毒，其功效为"消水，养五脏，益气力，肥健，久服耳目聪明"。《药性赋》也强调"泽泻利水通淋而补阴不足"，确实说出了泽泻功效的实质。利水者，有增加肾的血流量、多排小便的作用，现代医学采用利小便药也是降压的一种方法。补阴不足者，是说它能将无用的浊水排去，使机体更好地吸收有用物质，现代医学证明，泽泻可降低血中胆固醇含量，增加冠状动脉血流，有促进人体新陈代谢的作用。《神农本草经》说茯苓"利小便，久服安魂养神"。利尿者，可淡渗利湿健脾，又可增加肾血流量、减少肾素的形成；安神者，即有镇静作用。以上药物的运用会影响肾脏、肝脏和血管等，使血管紧张度减低，血栓解聚，血脉通畅，使由大脑动脉血栓引起的脑水肿等病理变化对内囊传导束的压迫逐渐减轻和解除，受累肢体逐渐恢复健康，这说明滋水平肝也可以使血管畅通，通则病除。

4. 正虚邪袭型

此类偏瘫颇多，常见于小儿偏瘫和成人（血压常不高）因气候变化所诱发者。如患者王某，男，64岁，干部，1974年12月3日下午因洗澡受寒湿侵袭，诱发半身不遂，入院后血压130/80 mmHg，言语謇涩，右侧肢体不能运动，口往左歪，吃饭口角淌水，发病前经常头痛，查胆固醇1 850 mg/L，西医诊断为脑血栓形成。中医按邪在于经论治，处方是补阳还五汤全方加秦艽、防风、全蝎、丹参等祛风活血之品，每天1剂，水煎服。另用水蛭粉（用滑石粉炒后研为末），每次五分（2.5 g），每日2次冲服。半月后肢体运动开始恢复，后又间断服药。1976年7月随访，上下肢活动基本正常，口已不歪，说话流利。

患者何以发病？因素体气血运行已有障碍，故常头痛，复加寒邪侵袭，故发病。正如《素问·举痛论》说的"寒则收引"。寒可使血脉凝滞，因而导致血管壁、血液的流变性发生变化，在大脑相应部位动脉发生血栓，而使经脉不通，发生半身不遂。在治疗上，因气行则血行，故重用黄芪，现代医学证明黄芪有扩张血管的作用，再加活血化瘀之品使血栓逐渐消除。又加秦艽、防风以除外风。秦艽，苦辛、微寒，《本草纲目》曰"手足不遂……须之"。防风，辛甘、微温，《神农本草经》说它"主大风头眩痛"。李老临床体会，祛风药有解除外邪对机体的影响而改善血脉运行之功。水蛭，《伤寒论》抵当丸用之，《神农本草经》说它"主逐恶血、瘀血"。现代药理研究发现，水蛭含有的水蛭素为一种抗凝血物质，此外还含有肝素及抗血栓素。临床运用无不良反应。看来对解除血栓凝聚是有作用的。总之，全方用补气活血、化瘀祛风法达到血脉畅通的目的。临床发现，该方加黄芩、板蓝根，对小儿脑血管内膜炎引起的偏瘫效果良好。

5. 气虚瘀阻经脉型

此属祖国医学中的中风范围，现代医学称脑栓塞。临床常见于风湿性心脏病患者，附壁血栓脱落，变成栓子，随血流进入脑动脉某一部位，发生脑动脉栓塞，出现相应部位脑组织的供血障碍，继发脑水肿而压迫内囊，神经传导受阻出现偏瘫。如患者李某，男，34岁，1974年以风湿性心脏病、心房纤颤在内科住院，突然出现右侧肢体瘫痪，语言不利，脉细呈结代象，舌质暗红。按气虚血瘀、经脉闭阻论治，用补气化瘀通络法，方用补阳还五汤加人参，服30剂后，肢体运动逐渐恢复。1978年6月20日随访，患者体质一般，可参加普通劳动，心脏听诊心律整齐，但仍可闻及收缩期2级、舒张期3级杂音。

以上都属于祖国医学中风病"邪在于经"的范围，病理的共同点是经脉不通，因而产生了共同的症状半身不遂或言语謇涩，由于发病原因、机体病理状态不同，分为5种证型，采用不同的方法治疗，但都达到了血脉流通的目的。这是综合中西医对疾病的认识，针对形成疾病的症结是不通进行治疗的，因而通法是一个贯通中西医理论所形成的大法，不只是指活血化瘀一法，治疗时必须针对疾病的基本病理进行深入分析和辨证论治。例如，目前对冠心病的治疗，不少处方是以活血化瘀为主，缺乏辨证思想，没有从患者的整体情况出发，所以治疗效果不甚理想。对于冠心病，李老的主导思想也是通法，但必须熔中西医理论于一炉，切不可死搬硬套地认为唯活血化瘀才是通法。

十二、浅谈补土渊源

中原地区为中华民族、中华文明和中原文化的发源地，处于万里母亲河——黄河两岸，在古代被华夏民族视为天下的中心。广义的中原是指黄河中下游地区，或指整个黄河流域而言；狭义的中原即指天地之中、中州河南。可以说中原地区是中华民族的摇篮，是华夏文明的发祥地。

五脏中的脾属土，称为脾土。在人体结构中，脾土属中焦，与中原地区位置相似，均处于中心位置。从脾脏生理功能来说，"土曰稼穑"，脾为后天之本、气血生化之源，主运化水谷精微，即《内经》云："脾胃者……五味出焉。""脾主为胃行其津液者也。""饮入于胃，游溢精气，上输于脾，脾气散精，上归于肺。"而中原地区有万里母亲河——黄河孕育了我们华夏五千年文明，哺育了我们一代又一代的中华儿女。从中医取类比象的角度来说，无论是位置还是功能，中原地区与补脾土是分不开的。

提到"补土"，我们就会说起补土派的创始人李东垣。李东垣虽祖籍在河北正定，但年轻时曾按照金朝的制度，通过父亲的关系，做了济源（今河南境内）的税务官。在此期间，当地流行一种俗称"大头天行"的疾病，即一种以头面红肿、咽喉不利为主症的传染病。当时的医生查遍医书也找不到古人对此病的论述，多用泻剂治疗但均不获效，而一泻再泻往往使患者一个接一个地死去。尽管这样，医生并不认为是误治之过，患者家属对此也无异议。唯有李东垣觉得患者死得冤枉，于是他废寝忘食地研究本病，从症状到病因反复探讨，探求病变的现象与根源，终于制定出方剂，患者服食后见效。他就特意把方剂组成刻在了木板上，悬挂在人群聚集的地方，而采用了这种方药的人，没有不见效的。当时百姓以为此方为仙人所传，把它刻于石碑之上。此后不久，李东垣为躲避元军侵扰，弃官迁居汴梁（今开封）。居汴梁期间，他常为公卿大夫诊治疾病，疗效非常显著，因而名声大振。

中原地区由于其优厚的地理自然环境，历代君王对此地格外青睐，繁荣的同时也为后来朝代更迭时的战乱疾苦埋下了伏笔。朝代更替之际，战争频繁，百姓颠沛流离，无论是居住还是饮食，都得不到保障，加之沉重的苛捐杂税，更是压在百姓头上。当然战乱也给农业生产带来了巨大损害，粮食产量下降，百姓食不果腹，故平素为填饱肚子，难免食入生冷、辛辣不洁之食，加之居住条件恶劣，中原地区脾胃疾病流行，故这一地区的医生治疗脾胃疾病的经验相对其他地区积累得较多，为护脾胃的理论形成提供了基础。

在历史上中原地区的气候曾经温暖潮湿，而中医认为"脾喜燥恶湿"，故中原地区当时的气候特点决定了其脾胃疾病较多，历代医家的经验为后来"补土"理论的形成提供了基础。

十三、初识"保和丸"

保和丸出自元代朱丹溪所著《丹溪心法》一书，该方原书一名三方，李老选用了第一张方子，由山楂180 g、神曲60 g、半夏90 g、茯苓90 g、陈皮30 g、连翘30 g、莱菔子30 g组成。若用作汤剂，各药用量可临证酌定。此方属消剂范围，可消一切食积。本方看似无奇，但临床运用功效甚彰，适应证相当广泛。

1. 初识保和丸之妙用

1972年夏末秋初，阴雨连绵，水果上市量多，饮食稍有不节者，多引起上吐下泻，脘满腹胀，纳呆，舌体胖，苔厚腻或兼微黄，脉沉滑。治以和中消食理气，用保和丸全方加炒枳壳、木香、焦槟榔，水煎服。少则一两剂即愈，多则二三剂即止，此方之效，令人折服。

又如，1977年秋，骆某，患陈旧性心肌梗死已2年，每餐后即觉脘满、心悸、肉瞤，胃脘部如覆一盘，多法治之不效。李老诊后认为，胃属中焦，病症发作又在饭后，系浊气在上、胃气不舒所致，根据《素问·标本病传论》"先病而后生中满者，治其标"的原则，用保和丸全方加丹参、川芎、远志、石菖蒲、炒鸡内金，水煎服。服1剂后脘满减，5剂后脘满消除，饮食增加，10剂后心悸肉瞤诸症均愈，至今健在。

再如，喻某，患肝硬化腹水，证属肝郁乘脾，中焦失和，脾虚不运，肾气虚弱。先拟和中健脾、温阳利水法，用保和丸全方加猪苓、泽泻、白术、巴戟天等服百余剂，在未用西药利水药的情况下腹水全消，白蛋白与球蛋白的比例由倒置恢复至正常。又拟和中疏肝补肾法，原方加当归、白芍、枸杞子、巴戟天服近百剂，肝功能完全恢复正常，1年后随访患者健在。

2. 保和丸的形成

保和丸的诞生与当时的社会背景及社会风气有直接关系。当时，正处于元朝中后期，尚可称太平盛世，人民安居乐业，温饱基本解决。太平盛世，饮食已非单纯解饥止渴，更是一种生活中的享受。富裕或富贵之人，想方设法通过食物的进补，谋求身体与心理的健康，因此社会盛行"食补"。然在没有医师的正规指导下，盲目进补，过食、偏食自也不免，不但不能促进健康，反而在食积的基础上又衍生出许多他系疾病，不仅损害了人民的健康，还影响了人民的生活质量。

朱丹溪所著《格致余论》，开篇即是"饮食色欲箴序"，文曰："饮食男女，人之大欲存焉。予每思之，男女之欲，所关甚大；饮食之欲，于身尤切。世之沦胥陷溺于其中者，盖不少矣。苟志于道，必先于此究心焉。因作饮食、色欲二箴，以示弟侄，并告诸同志云。"其将病分外感内伤，内伤之因，饮食所伤、色欲所伤实为两大主因。朱丹溪在"饮食箴"中写道："人有此身，饥渴荐兴，乃作饮食，以遂其生。眷彼昧者，因纵口味，五味之过，疾病蜂起。"在这种背景下，结合朱丹溪的学术思想，保和丸应运而生。

保和丸组成：山楂15～20 g，神曲10～15 g，半夏、茯苓各10～15 g，陈皮、连翘、莱菔子各5～10 g。

功用：消食和胃。

主治：食积。症见脘腹痞满胀痛，嗳腐吞酸，恶食呕吐，或大便泄泻，舌苔厚腻，脉滑等。

用法：水泛为丸，每服6～9 g，温开水送下，汤剂则水煎服。

本方是治食积之常用方。食积之证，多因饮食不节，暴饮暴食所致。

《素问·痹论》曰："饮食自倍，肠胃乃伤。"若饮食不节，或过食酒肉油腻之物，致脾胃运化不及，则停滞而为食积。食积内停，气机阻滞，故脘腹痞满胀痛；食积中阻，脾胃升降失职，浊阴不降则嗳腐吞酸、恶实呕吐，清阳不升则大便泄泻。舌苔厚腻、脉滑均为食积之征。治宜消食和胃。之所以选用该方，因其药力缓和，药性平稳，故以"保和"命名。保和丸由寻常的药物组成，方药简易平实，极为常见。现在看来，保和丸中所用之药，价格便宜，功效显著，为多数医者所用，为大众所喜，是性价比极高的方药。

《丹溪心法》云："保和丸，治一切食积。"在临床中，李老用保和丸化裁出一系列经验方，如培土生金汤、培土荣木汤、和中消胀汤等，用于治疗喘证、胁痛、眩晕、中风、水肿、痴呆、心悸、胸痹、肢体经络的病患，基本涉及临床的各系统疾病。且用之即效，无往不利。

十四、保和心鉴

1. 保和丸的立法原则

李老认为，当今社会，由于生活水平的提高、生活方式的改变及社会竞争的加剧等因素，导致心脑血管疾病、糖尿病、高血压病、高脂血症及肥胖病等日益增多，成为内科的常见疾病。此类疾病多由饮食不节、调摄无度、情志内伤、静卧少动等因素引起脏腑功能失调，气血运化不畅，代谢障碍，尤其是脾胃运化失职，肝胆疏泄失常，导致痰浊、瘀血等壅积而成。脾胃为后天之本，气血生化之源，对于上述情况的治疗，当以和中消食为先，藉以除壅滞，开化源。如此则不补气而气渐生，不补血而血渐长，不补肝而肝得养，不补心而心得奉。这种方法以消代补，藉消以补，故称寓补于消。

鉴于上述认识，李老应用朱丹溪的保和丸为底方化裁，重在减轻脾胃负担，增强脾胃运化功能；调畅肝胆疏泄，调整膏脂输布。保和丸药性平和，无偏寒、偏热之嫌，也无大补峻泻之弊。方中陈皮、半夏、茯苓健脾和胃、化痰止呕；炒莱菔子调气除胀；山楂、神曲消食开积，并能活血化瘀；连翘一味，用之尤妙，不仅能清郁热散结，且如《药品化义》所云"一切血结气聚，无不调达而畅通也"。诸药相合，消食之中佐以理气和胃与清热散结之品，使食积得消，胃气得和，热清湿去，诸症自愈。保和丸一则可和脾胃，消痰积，散郁结，消各种有形之邪，有利于正气的恢复；二则可促进药物的吸收，使药物发挥出最大功效，促进病情痊愈。其与补益之品相配而无壅滞之弊，与祛邪之剂相伍能护脾胃而防伤正。

2. 保和丸的应用特点

（1）注意脏腑机能失衡　代谢失调，寓补于消：根据五行的生克制化，肺虚者施以培土生金、扶土抑木，心气虚者施以培土益母，阳虚水泛者施以培土制水。从脾胃角度论治风（外风、肝风）、虚（气虚、血虚）、痰（湿痰、风痰）、血（血瘀），保和丸发挥着除壅滞、畅血脉、开化源的作用，如此则气渐生、血渐长、肝得养、心得奉。

（2）准确辨证，加味得当　痰瘀型胸痹者加丹参、赤芍、三七；痰热型咳嗽加桑白皮、黄芩、川贝母；痰浊挟气阴两虚型心悸加人参、麦冬、龙骨、牡蛎等。

（3）痰瘀同治　目前威胁人类的很多重大疾病的主要病理症结在于"痰瘀"二字，两者相兼，病情深重。痰瘀同源而互衍，易胶结为患，治疗上应兼顾，除此之外，用药还应注意患者生活环境、心理因素及体质状况，以保和丸化裁，在临床上可起到执简驭繁的作用。

3. 保和丸的应用范围

保和丸具有广泛应用的疾病谱，李老以此方加减化裁十一方，形成独特的使用经验，辨证化裁用于治疗肺病（肺大疱、肺气肿、气管炎、支气管扩张、肺结节、肺栓塞、肺炎等）、心病（心律失常、心力衰竭、心肌缺血等）、脾胃病（浅表性胃炎、十二指肠球部溃疡及炎性病变、胃溃疡、胃石症、胆汁反流性胃炎、反流性食管炎、真菌性食管炎、糖尿病性胃轻瘫等）、病毒性肝炎、药物性肝损害、脂肪肝、胆囊炎、胆石症、肾病水肿、失眠、郁证等内科杂证，扩大了保和丸的应用范围。

（1）脑梗死　李老认为，脏腑功能失调，气血逆乱，上犯于脑，为中风之基本病机。而"痰"贯穿于疾病始终。治予保和丸合桃红四物汤加减，痰瘀同治。

（2）血管性痴呆 李老认为，该病的病机多为情志不遂，五志内伤；痰瘀阻络，清气不升；心血不足，肾精衰少；肝肾不足，虚火炼津灼痰，痰滞碍血，终致痰瘀互阻。治疗采用三步疗法：第一步和中化痰，以资化源。治以保和丸加远志、石菖蒲、郁金，使中焦健运，痰源乏竭，血行流畅，而元神得养。第二步化痰祛瘀，疏通经络。方用保和丸合桃红四物汤加蔓荆子、菊花、丹参。若痰瘀祛，脉络通，则呆症可除。第三步补肾益髓，增进智能。经过前两步的治疗，患者纳食增进，脉道渐通，则虚之可补。在补的同时，仍要兼顾痰瘀这两大病理因素。此三步疗法，李老临证灵活运用，随症加减，效果颇佳。

（3）高脂血症 这是由于体内脂质代谢紊乱而形成的一种病症。一般认为，血脂的蓄积、增高是动脉硬化形成的重要因素，而动脉硬化与冠心病、脑血管疾病、高血压病等疾病的发生与发展有着密切关系。李老根据临床实践，提出了"寓补于消"的观点用于高脂血症的治疗，取得了良好的效果。中医对高脂血症认识也由来已久。如《灵枢·卫气失常》言："人有肥、有膏、有肉。"应用显示，李老研制的血管软化丸对降低或调整血脂有明显作用。

（4）癫痫 李老认为癫痫源于痰、火、积、瘀、虫、惊，而尤以痰邪作祟最为重要。五志过极化火，炼液成痰；或饮食不节，损伤脾胃，失于健运，聚湿生痰。积痰内伏，或随气逆，或随火炎，或随风动，迷塞心窍，扰乱神明而致痫证。正如《医学纲目·癫痫》说："癫痫者，痰邪逆上也。"故有"无痰不作痫"之说。痰浊聚散无常，故致痫发无定时。对于饮食不节、损伤脾胃、聚湿成痰型癫痫，依然可以用"寓补于消"之法治疗。

4. 保和丸应用心悟

首先，保和丸应用范围较广，实用性强。李老应用保和丸化裁治疗临床上大部分疾病，包括肺系、脾胃、心脑、肢体经脉、肾系疾病。其次，保和丸用药简单，且都为常见药，价格便宜。最后，保和丸性温和，祛邪而不伤正，补益而不壅滞，寓补于消。

由此而论，若将保和丸喻为一个人，那他一定是一位温文尔雅、质朴简约、低调谦逊的君子。李老从医之始就渴望自己能成为一名救死扶伤、医德高尚、谦逊好学的医者。当他应用保和丸时，他感觉保和丸就是这样的脾性。保和丸若是一位医者，李老认为那就是榜样，是他努力的方向和目标。在临床上，李老应用保和丸越久，就越有惺惺相惜之感。

当代社会，人们生活节奏越来越快，生活也不断多元化，疾病的病因病机也在不断变化，症状也与以往大不相同。但无论社会怎么发展，疾病怎么变化，病因病机如何复杂，保和丸都默默无闻地通过自身的加减变化，继续治疗着各种疾患，继续保卫着人民的身体健康，继续造福人民。这是保和丸"心"之所用，也是李老心之所愿。

十五、十一方论

保和丸是元代朱丹溪所创，原方载于《丹溪心法·积聚痞块》，该方由山楂、神曲、半夏、茯苓、陈皮、连翘、莱菔子组成。李老在保和丸基础上，结合五行理论，化裁形成了培土荣木汤、培土生金汤等十一方，确立了寓补于消治疗大法。临床上李老常用该方治疗高血压病、高脂血症、冠状动脉粥样硬化、心绞痛等病，每每收效颇佳。

1. 培土荣木汤

【方名释义】培，即培补；土，代表脾脏的功能属性，在人体脏腑中指脾胃；木，代表肝脏的功能属性，在脏腑中指肝胆；荣，滋养、营养之意。培土荣木，即通过以"寓补于消"的途径，令脾胃运化功能复常，使肝木得荣，肝脏即可逐渐地恢复疏泄条达的功能。

【药物组成】陈皮，半夏，茯苓，炒莱菔子，焦山楂，焦建曲，连翘，青皮，郁金，当归，白芍，枸杞子，炒鸡内金。

【方义浅释】胃为阳土，《素问·阴阳别论》说："所谓阳者，胃脘之阳也。"胃主燥喜润，二陈即为此而设。加茯苓淡渗健脾；连翘和胃散结；焦山楂多用消食化瘀，少用生血；焦建曲和中消食顺气；炒莱菔子理气消食化痰；当归、白芍养肝疏肝；青皮、郁金疏肝理气解郁；炒鸡内金消食软坚；加枸杞子补肾养肝，寓补母益子之意。此方为开化源而设，服后患者中焦得和，肝脏得以荣养而恢复健康。

【主治病证】凡肝病而及脾者，症见右胁肋胀痛，脘满纳差，苔白稍厚或白厚微黄，脉沉滑或沉弦者。郁证、肝著、臌胀、黄疸而见上症者（包括慢性迁延性肝炎、慢性活动性肝炎、肝硬化腹水、病毒性肝细胞性黄疸）均可用之。

【辨证化裁】热痛者加金铃子散；瘀痛者加丹参、灵脂；气痛者加制香附；癥积者加炮山甲、鳖甲、牡蛎；黄疸者加茵陈、栀子、板蓝根。

【理论根据】肝属木，其性条达疏泄；脾属土，主运化水湿和精微。肝木抑郁，则必先乘脾土。临床所见，或外邪入里寄于肝胆而日久化热形成肝胀、胆胀者；或嗜酒过度而肝郁不舒者，或肝郁甚而致腹部浊水内留形成臌胀者，皆肝木乘脾土而见脘满、纳呆、腹胀诸症。

2. 培土生金汤

【方名释义】如上所释培土，即通过调理脾胃的生理功能以增强其消化吸收营养的能力；生，促进生长发育之意；金，代表肺，象征肺的清肃之性。培土生金，就是通过治疗脾胃而达到治肺的目的。

【药物组成】陈皮，半夏，茯苓，炒莱菔子，焦山楂，焦建曲，连翘，桑白皮，杏仁，黄芩，川贝母，炒鸡内金，当归。

【方义浅释】此方由保和丸合桑杏汤化裁而来。易桑叶为桑白皮以泻肺化痰，加黄芩主清肺热，杏仁宣肺止咳，川贝母清化痰热，当归养血活血以疏通肺之络脉。炒鸡内金消食健脾。保和丸以滋养化源，土旺则金生。《灵枢·口问》说："谷入于胃，胃气上注于肺。"肺得后天滋养培补，正旺则邪衰而病渐康复。

【主治病证】凡痰浊化热，壅阻气道而致肺气膹郁者皆可用之。症见咳嗽，肺胀，胸闷脘满，纳差，吐黄白痰，苔黄腻而厚或白厚而兼黄色，脉多沉滑。哮证、喘证而见以上脉症者（包括气管炎、肺气肿、肺结核、支气管哮喘病）均可应用。

【辨证化裁】若见咯血者加三七、焦栀子、炒黄芩、旱莲草、女贞子；痨瘵兼低热者加地骨皮、炙百部、全蝎；兼阴虚者去半夏，加北沙参、天门冬、百合、麦门冬；哮鸣音重而兼热化症状者加地龙、僵蚕。

【理论根据】肺是娇脏，为五脏六腑之华盖，与天气相通，主一身之表，因此易受外邪侵袭，邪入于肺最易化热生痰。单用清肺化痰之品亦有效果，但病家往往伴有纳差运滞，药物吸收也较困难。脾胃为生痰之源，肺为贮痰之器，脾胃健则痰源乏竭，肺得肃则宣降复常。化源一开，饮食增进，娇脏得养，则正旺邪却，肺金清肃。

3. 培土益母汤

【方名释义】心的属性为火，脾的属性为土，火生土，故心火为脾土之母。脾胃为五脏六腑之海，心火亦赖脾胃之滋养，培土益母系指通过调理脾胃的功能，而达到治疗心脏病的目的。胸痹病包括现代医学所指的冠心病，而冠心病又主要是指冠状动脉粥样硬化性心脏病。动脉粥样硬化，现代医学认为是血脂过高，且积年累月沉积于血管壁而形成，临床观察该方对此病有特殊疗效，它是通过寓补于消的法则，改善脾胃功能，使体内血脉流通畅达，冠脉血流得以改善，从而达到治疗胸痹的目的，故名培土益母汤。

【药物组成】陈皮，半夏，茯苓，炒莱菔子，焦山楂，焦建曲，连翘，全瓜蒌，薤白，丹参，川芎，淫羊藿。

【方义浅释】本方中保和丸开化源而消痰；全瓜蒌、薤白温阳开痹；丹参、川芎活血化瘀；淫羊藿补肾温阳。

【主治病证】脘满纳差，阵发性胸部正中（即胸骨体上段或中段的后方，华盖穴、玉堂穴或膻中穴部位）疼痛，可沿手少阴心经经线传至左手小指内侧，亦可放射至左肩，疼痛部位不典型者可在上腹部、左或右前胸，表现为烧灼感或闷胀感。疼痛性质呈缩窄性，窒息性或严重压迫感，但时间均短暂。

病久严重者，面虚浮微黑，舌体胖质暗，苔白有齿痕，脉沉滑尺弱。胸痹病（包括动脉粥样硬化性心脏病中的心绞痛、变异型心绞痛、心肌梗死）均可运用此方。

【辨证化裁】若心气虚者加红参；血瘀者加三七参、土元；纳差者加炒鸡内金；脘满重者加厚朴、木香。

【理论根据】心属火，主神又主血脉，火者土之母也，但其营养源于脾胃，脾胃化源不足则心之阴阳俱虚。火为阳，痰浊瘀血属阴，火恶痰浊，痰浊凝聚则阻滞经脉，而脾胃又为生痰之源，所以祛痰亦当调理脾胃。心一有恙则阳痹血瘀，故又当温阳开痹，活血化痰。同时心阳又源于肾阳，赵献可《医贯》认为，人身之主非心而为命门。故治心又当佐以温肾之品。

4. 培土制水汤

【方名释义】根据五行学说土克水的原理，用寓补于消之法，改善脾胃运化吸收的功能，从而治疗因脾虚湿泛而出现的水肿。

【药物组成】陈皮，半夏，茯苓，炒莱菔子，焦山楂，焦建曲，连翘，猪苓，泽泻，白术，黄芪，炒鸡内金，车前子。

【方义浅释】保和虽为和中，但茯苓加大其量可淡渗利水，与白术、泽泻、猪苓合名为四苓散，健脾利水，其性甚平；车前子、黄芪利水消肿。炒鸡内金一可消食，二可开结利水。

【主治病证】因痰湿内阻而致胃失和降，脾运不佳，症见四肢腹部肿胀，面目浮肿，脘满纳差，腹胀，舌体胖质暗淡，苔白腻或微黄腻，脉沉弦滑者。

【辨证化裁】若气虚者可加党参；兼血虚者加当归；胃失和降，苔白多水者加砂仁、白蔻仁，以芳香化湿醒脾。

【理论根据】肾主水，司二便；脾属土，主营养物质的消化吸收，水液的运化。若脾胃被痰湿阻滞，运化力差，肾失主水之职而水液泛滥，当培土而制水，使脾胃复得其健运则水肿自可消退。用消法者，是针对痰湿阻滞、消化力差而设，与脾虚不运的补中益气、益气健脾迥然不同，不可不辨。

5. 和中宁志汤

【方名释义】中焦失和，湿痰阻遏，元神被扰，清窍被蒙，神志不宁。该方和中开窍，安神宁志，故名和中宁志汤。

【药物组成】陈皮，半夏，茯苓，炒莱菔子，焦山楂，焦建曲，连翘，远志，石菖蒲，龙骨，牡蛎。

【方义浅释】保和丸中二陈为化痰的主药，茯苓健脾祛湿，连翘清热散结；炒莱菔子、焦山楂、焦建曲理气化痰，消食，以助运化。远志、石菖蒲开窍宁志，定惊悸，安魂魄，开郁醒脾；龙骨、牡蛎潜阳安神。

【主治病证】郁证、癫证、不寐、百合病等病。症见纳差脘满，食则腹胀，痴呆不语或哭笑无常、夜不能寐或夜梦纷纭，舌体胖或边有齿痕，舌苔白厚稍腻或苔白厚而中间微黄，脉沉滑等。对老年性痴呆、动脉硬化性精神病、心因性反应症、神经衰弱、癔症等，只要运用得当，效果良好。

【辨证化裁】夜寐不安、神魂飞扬者加甘松以开郁镇静、理气醒脾，加紫石英以镇心安神、定惊悸、安魂魄；舌面少苔、舌质偏红者，去半夏，加竹茹、石斛；舌红苔黄厚、大便干者，可加大黄。

【理论根据】志，精神活动的一种，为肾所藏，《灵枢·本神》曰："心有所忆谓之意，意之所存谓之志。"关于意、志、思等思维活动，张景岳《类经》中说得甚详："一念之生，心有所向而未定者，曰意。"又说："意已决而卓有所立者，曰志。"今时之人，社会、心理因素日趋复杂，思虑过度则伤脾，脾伤则运化失职，水湿不运，痰浊内生，痰浊与清阳搏结于上则元神被扰，致神志不宁。所以，欲宁志当以和中化痰为主，佐以开窍镇潜之品。

6. 和中宁心汤

【方名释义】正常人的心脏在一般情况下自己是感觉不到它的跳动的，若自己感觉到了它的跳动，说明就已经发生了病变。因脾胃为五脏六腑之海，若中焦失和，化源不充，心失所养，便可出现心悸或怔忡不宁。通过和中而达到宁心的目的，故名和中宁心汤。

【药物组成】陈皮，半夏，茯苓，炒莱菔子，焦山楂，焦建曲，连翘，人参，麦冬，制五味子，当归，龙骨，牡蛎，生姜，大枣（擘）。

【方名释义】保和之意在于调整脾胃功能，充分消化吸收各种营养，也包括充分吸收药物本身。用生脉散可补气益阴（人参可安魂魄，止惊悸，宁心益智；麦门冬滋阴养心；制五味子纳气归肾，使肺气有根，以推动血液的运行。宗气充足，后继有源，心气、肺气、肾气均得补益）；当归养血活血；龙骨、牡蛎潜阳安神；生姜、大枣调和诸药。化源充足，痰瘀去，正气复，心悸、怔忡自可消除。

【主治病证】心悸、怔忡兼脘满纳差，面色不华，舌体胖，苔白腻或苔中间微黄，脉沉滑或结代者皆可应用。对痰浊阻滞脉道，形成冠心病而兼有房性早搏或室性早搏及心房纤颤者，该方更有治本之功。

【辨证化裁】见气阴两虚兼汗出不止者，重用山茱萸。

【理论根据】心悸分虚证、实证两大类。虚证多以气血阴阳亏虚，导致心气不足而失所养；实证多因痰湿内阻或瘀阻血脉，致心血不畅或肺失清肃。临床上多虚实夹杂。实者多表现为痰瘀的病理见症。《血证论·怔忡》说："心中有痰者，痰入心中，阻其心气，是以心跳动不安。"《素问·痹论》说，"脉痹不已，复感于邪，内舍于心"，而为心悸怔忡。在情志因素方面，以惊扰心胆为主，如忽闻巨响、突见奇物或登高涉险，均可使心血亏虚，心失所养，亦可见心悸怔忡。《丹溪心法·惊悸怔忡》说："人之所主者心，心之所养者血，心血一虚，神气不守，此惊悸之所肇端也。"综上可知，凡心胆受惊，气虚血亏，不能荣心而兼痰湿阻滞，中焦失和及心脉瘀阻者均可选用，实为标本兼治之法。

7. 和中利胆汤

【方名释义】和中，即指调理脾胃升降运化功能。利胆，即疏利胆腑的生理功能，胆内藏胆汁可助胃的和降及脾的运化（尤其在消化脂肪方面功能显著），本方既可和中，又可利胆，故名之。

【药物组成】陈皮，半夏，茯苓，炒莱菔子，焦山楂，焦建曲，连翘，柴胡，白芍，炒枳实，甘草，川楝子，醋元胡，金钱草。

【方义浅释】方中保和丸和中以资化源为君；四逆散透解郁热、疏肝理气为臣（其中柴胡、白芍疏肝解郁清热；炒枳实泻脾气之壅滞，调中焦之气化；柴胡与枳实同用，可加强疏肝理气之功；白芍与甘草配伍能缓急止痛）；金铃子散疏肝泻热、理气止痛为佐，治肝胆郁滞，气郁化火而致的胃脘胸胁疼痛；金钱草可清肝胆湿热；甘草调和诸药，共奏和中疏肝利胆之功。

【主治病证】右胁疼痛，口苦，厌油，脘满纳差或往来寒热，疼痛或缓或急，大便或干或润，小便黄，舌苔薄黄或黄腻，脉弦。现代医学诊断的胆囊炎、胆石症均可酌情化裁应用。

【辨证化裁】往来寒热者加黄芩；胁疼甚加大白芍剂量；大便干者加大黄、芒硝；治胆石症可加大金钱草用量。若纳佳，脾胃健运者亦可去掉消食之品。

【理论根据】胆与肝为表里，是奇恒之腑，内藏胆汁，胆汁来源于肝之余气，可促进脾的运化。若肝胆郁滞，脾胃运化失常，导致脘满纳差；邪正相争在半表半里，故见往来寒热；胆热郁久，煎熬胆汁，炼久成石，阻滞经脉，致肝胆经气不利，则右胁疼痛。

8. 和中止带汤

【方名释义】妇女阴道内流出一种黏稠液体，如涕如唾，绵绵不断，谓之带下。带下乃脾失健运，带脉失约，精微下流所致，其中以湿热者多见。所以，用和中清热利湿之法治之，服此方药带下可除，故名和中止带汤。

【药物组成】陈皮，半夏，茯苓，炒莱菔子，焦山楂，焦建曲，连翘，芡实，炒山药，薏苡仁，黄柏，车前子，炒鸡内金。

【方义浅释】其中陈皮、半夏、茯苓化痰行气；炒莱菔子、焦山楂、焦建曲、炒鸡内金、连翘理气消胀，行滞消积，如此则化源得开。芡实、炒山药、黄柏、车前子、薏苡仁诸药，是从易黄汤去白果加薏苡仁而来，取其健脾燥湿、清热止带之功，乃标本兼治之法也。

【主治病证】妇女带下量多，色黄兼有臭味，兼见纳差运迟、脘腹胀满或小腹及腰部疼痛，舌体胖，苔白腻或黄，脉沉滑者（包括阴道炎、宫颈炎、子宫内膜炎等）。

【辨证化裁】小腹疼痛者加川楝子、醋元胡；舌苔黄、小便赤者加半枝莲、焦栀子、蒲公英、紫花地丁；腰痛重者加桑寄生、续断。带下腥臭者配合带下洗方：苦参30 g，白矾15 g，雄黄6 g，蛇床子30 g，黄柏15 g。纱布包之，放入盆内加水煮沸30 min，先用清水将外阴洗净，然后用此煮好的药水洗之，每剂可洗3天，每洗前，先把药水煮沸，待温后再洗，若局部痒甚者加花椒20 g。

【理论根据】脾胃居中焦，属土，能运化水湿，若脾胃为痰湿壅阻，运化失常，则水湿精微下流，而成带下。色白者为白带；郁而生热转为黄色，且有臭味，称为黄带。土可制水，寒可清热，中焦一和，化源即开，精微得化，再加固本清热利湿之剂，则带下可愈。

9. 和中消胀汤

【方名释义】食积停滞，气机不畅而致脘腹胀满者，运用此方效佳，故名之。

【药物组成】陈皮，半夏，茯苓，炒莱菔子，焦山楂，焦建曲，连翘，炒枳壳，厚朴，木香，焦槟榔，炒鸡内金。

【方义浅释】二陈和胃燥湿；茯苓淡渗健脾；炒莱菔子消食理气；焦山楂消肉积、止痢；焦建曲消食和胃；炒枳壳、厚朴、木香理胃肠之气机；焦槟榔消食导滞；连翘清胃热和胃气，更加鸡内金以增强磨谷之力。

【主治病证】由饮食不节、饥饱无常或肝郁气滞而致脘腹胀满，嗳腐吞酸，大便不畅，小便黄，舌苔白厚腻或中间微黄，脉沉滑有力者。急慢性胃肠炎、小儿消化不良、细菌性痢疾均可化裁治之。

【辨证化裁】若兼红白脓陈者加地榆、黄连；兼呕吐者加藿香、砂仁。

【理论根据】胃气以降为顺，由嗜食辛辣或饮酒厚味，或过食生冷瓜果，致胃失和降，升降失调，《素问·阴阳应象大论》曰："浊气在上，则生䐜胀。"就是指的这种情况。本方可消积化滞，燥湿清热，调理胃肠。胃肠中顽痰宿食一遇此方，则积者散，滞者消，寒湿者除，湿热者清，实为理想之法。

10. 和中止痢汤

【方名释义】痢疾是由饮食不洁，乱于肠间而致腹痛、里急后重、便脓血的一种疾病，伤于食者以保和丸消食止痢，再加清热止痢之品效果更佳，故名和中止痢汤。

【药物组成】陈皮，半夏，茯苓，炒莱菔子，焦山楂，焦建曲，连翘，黄连，地榆。

【方义浅释】方中焦山楂为君，消一切饮食积滞；臣以焦建曲，消食健脾；炒莱菔子消食下气，佐半夏、陈皮行气化滞，和胃止呕；茯苓健脾利湿，食积易于化热，佐连翘以清热散结；黄连、地榆可清热止痢。诸药配伍，可消食和胃，清化湿热，行气止痢。

【主治病证】痢疾表证已去，但脘满腹胀，下痢赤白，舌苔白厚而黄或厚腻，均可应用（对胃肠炎效果亦好）。

【辨证化裁】腹胀甚者加炒枳壳、木香、厚朴、焦槟榔；表未解者加葛根、金银花；大便滑脱不固者，或带白脓胨者，加赤石脂、粳米、干姜。

【理论根据】《素问·太阴阳明论》曰："食饮不节，起居不时者，阴受之……阴受之则入五脏……入五脏则䐜满闭塞，下为飧泄，久为肠澼。"《丹溪心法·积聚痞块》说："凡积病不可用下药，徒损真气，病亦不去，当用消积药，使之融化，则根除矣。"故用保和丸之消积，加黄连、地榆清热，则伤食痢止矣。

11. 和中敛疡汤

【方名释义】中焦失和，升降失职，湿热内蕴，胃内络脉损伤，渐成胃炎、胃溃疡引起胃痛者，用此方效果较好，故名和中敛疡汤。

【药物组成】陈皮，半夏，茯苓，炒莱菔子，焦山楂，焦建曲，连翘，川楝子，醋元胡，川贝母，乌贼骨，煅瓦楞子，甘草。

【方义浅释】二陈汤、乌贝散、煅瓦楞子和中燥湿；金铃子散、连翘清热止痛；炒莱菔子理气；焦建曲消食；焦山楂少用则消食生血。

【主治病证】胃脘痛病，症见胃脘胀满，嘈杂不适，按之疼痛，痛有定时，口苦，吐酸，舌尖红，苔中间微黄或苔黄厚脉沉弦或沉弦滑者。

【辨证化裁】若吐酸、心下烦满、咽干、口苦、苔黄、脉多弦数者，加黄连、吴茱萸；若食入即吐者为胃热盛，加黄连、竹茹；大便呈柏油样者为胃出血，加地榆炭、白及、三七。

【理论根据】《灵枢·营卫生会》云："中焦如沤。"胃属中焦，主燥喜润，但胃湿内盛则胃阳被遏，升降失司，湿热内蕴则胃内络脉被伤，湿热之邪伤及胃络，故见疼痛、烦满等症。清湿热而敛疮，则溃疡收而疼痛止。

十六、谈用药

古人云：用药如用兵，在精不在多。用之得当，旗开得胜，药到病除；用之不当，损兵折将，贻误病情。治病用药之时，必须运筹帷幄，方能奏药到病除、妙手回春之效。

李老认为，坤土为万物之母，四运之轴，五脏之中心，上乘下达，乃升降转运之机枢。脾升则上输于心肺，降则下达于肝肾，脾胃健旺，可以权衡五脏，灌溉四旁，生心营、养肺气、柔肝血、填肾精。故脾胃健运与否，直接关乎其余四脏的正常生理功能。脾胃健则诸脏得养，脾胃虚则诸脏必亏。若脾胃气衰，或生化无源，营血亏虚而心神失养；或土不生金、聚痰壅肺而见喘咳诸症；或脾虚不能散精于肝，肝血枯槁，土壅木郁，肝失调达；或脾虚土不治水，水湿泛滥，肾阳受伐，关门不利，而见水肿诸症。诸脏之病，其因多与脾胃有关，其果多涉及脾胃。且药物入口，必先经脾胃消化吸收，始能达于病所，若脾胃衰败，纵有良药亦难奏效。故在立法、组方、用药上需处处顾护脾胃，以脾胃为本。

同时李老还认为，补药若使用得当可力挽狂澜，救垂危于顷刻；若用之不当，则适得其反，会给患者增加痛苦。例如，人参是人们最熟悉的补气药，有补五脏、益精神、止惊悸、祛邪气、明目、开心益智之力。但也非百病皆用之。《本草纲目》说："凡人面白、面黄、面青、黧悴者，皆脾肺肾气不足，可用也；面赤、面黑者，气壮神强，不可用也。"又说："脉之浮而芤濡虚大迟缓无力，沉而迟涩弱细结代无力者，皆虚而不足，可用也；若弦长紧实滑数有力者，皆火郁内实，不可用也。"临床若见猝然气脱或大出血后引起的气随血脱的虚脱证候，用人参煎汤内服，有明显而迅速的补气固脱作用；若阳气衰微，汗出肢冷，可用人参加炮附子煎服以补气回阳；若肾虚作喘，症见呼多吸少、形瘦神疲、汗出、肢冷面青，可用人参加蛤蚧煎服以纳气归肾。但人参对痰实气壅之喘并非所宜；若食滞胃脘，致脘腹胀满者，用之必碍正助邪，使脘满腹胀更甚。

补药可分补气、补血、补阴、补阳等，因证恰当选用，不可拘于参、芪之类。邪气已尽，正虚不能自复者，当用补品；邪气盛，正气未衰者，首当祛邪；正虚邪实者，又当祛邪与补正同用。在用补药的同时，当加和胃理气之剂，以防壅滞。若急病，用补品可煎汤内服；若慢病，可用丸、散、滋膏之剂。补品不可久服。《素问·五常政大论》说："无毒治病，十去其九。谷肉果菜，食养尽之。无使过之，伤其正也。"若久服补药，有碍正气恢复。治病攻邪要靠药、针灸等手段，一般身体虚弱或慢性疾病，应当注重饮食营养的调节。

正如《素问·脏气法时论》所说，"毒药攻邪，五谷为养，五果为助，五畜为益，五菜为充，气味合而服之，以补精益气"。若胃纳不佳，又当注意调理脾胃，胃气一复，脾胃消化功能亦随之好转，身体就会逐渐健康。

从上可知，补药虽好，但须用之对症，方法适宜。若用之不当，则有损健康。

十七、谈山楂

山楂（《新修本草》）

【别名】赤瓜实、山里红果、酸梅子、酸楂、山梨等。

【性味归经】酸、甘，温。归脾、胃、肝经。

【功效】消食健胃，活血化瘀。

【应用】

1）内服能增强胃内酶类的分泌，促进消化，故有消食健胃之功；又因所含脂酶能促进脂肪类食物的消化，故以消化肉食积滞见长，尤其用于肉积不消而见腹胀、腹痛之症。可单用，亦可与行气消滞的木香、枳壳等同用。对食积腹泻及急性细菌性痢疾患者，有一定疗效。

2）有活血化瘀之力，适用于血滞瘀阻的多种证候。如产后瘀滞腹痛，恶露不尽者，内服能收缩子宫，使子宫内血块易于排出，促进产后子宫复原而奏止痛止血之效，可单用水煎加砂糖服，如与行气活血的当归、川芎、益母草等同用，则功效更著。治瘀滞出血，多与蒲黄、茜草根相须为用。前人谓其能消癥、化血块气块，近年来用以治疗肝脾大亦获效。对疝气偏坠胀痛，山楂又能消胀散结，并常与橘核、小茴香等同用。

3）现代用治高血压病及冠状动脉硬化性心脏病而有心悸、胸部闷痛者，单用有效，但以配入复方为多。如治高血压病，偏于肝阳上亢者，可配夏枯草、黄芩、菊花等；治冠心病属于瘀血阻滞者，可配丹参、桃仁、红花之类。此外，山楂还可治疗高脂血症。

【禁忌】脾胃虚弱者慎用。

【参考剂量】10～15 g，大剂量30～120 g。

【现代研究】

（1）主要成分　野山楂含山楂酸、鞣质、皂苷、果糖、维生素C、蛋白质、脂肪油。山楂含山楂酸、酒石酸、柠檬酸、黄酮类、内酯、苷类、解脂酶及糖类。

（2）药理作用　①山楂水煎剂对痢疾杆菌、绿脓杆菌有抑制作用；②有扩张血管、增加冠脉血流量、降低血压、降低血清胆固醇、强心、收缩子宫等作用；③有增加胃液消化酶，帮助消化的作用。

十八、养生要注重"和谐"

"和谐"是一切发展与进步的本根。而对人体而言，"和谐"是健康的根本。

在《灵枢·天年》中，便用"和"解释了人的成长："血气已和，荣卫已通，五脏已成，神气合心，魂魄毕具，乃成为人。"《灵枢·本脏》更是以情志之和、卫气营血之和、寒温之和来表述正常人："血和则经脉流行，营复阴阳，筋骨劲强，关节清利矣；卫气和则分肉解利，皮肤调柔，腠理致密矣；志意和则精神专直，魂魄不散，悔怒不起，五脏不受邪矣；寒温和则六腑化谷，风痹不作，经脉通利，肢节得安矣。此人之常平也。"

医圣张仲景在《伤寒论》中更是将"和"提升到了一个更高的境界。他认为不管一个人生病之后是上吐下泻、损耗津液，还是气厥失血，只要他的阴阳自和，就可以自我痊愈。从这个角度来说，我们在日常的保健养生过程中，一定要努力让身体的各大系统和脏腑器官都处于"和"的状态，只有这样，才能收获真正的健康。

整体性是中医思维的最突出特征，是中国传统养生保健文化中整体和谐的系统自然观在中医学中的体现，是中医学对人体疾病诊断、施治的出发点。中医学的整体性思维表现在两大方面，一是把人体的五脏六腑等看作是一个相互联系、制约、作用、影响并相互包含、相互映射的有机系统；二是把人体脏腑病变诊治与地理环境、气候、四时变化等自然因素联系起来进行考虑。

因此，对于养生保健，我们要做到三个"和谐"。

1. 人体各脏腑之间相和谐

中医认为，人体是由五脏（心、肝、脾、肺、肾）、六腑（胆、胃、大肠、小肠、三焦、膀胱）及五官（舌、口、眼、耳、鼻）、九窍（口、双眼、双鼻孔、双耳窍、前后阴）等构成的一个复杂系统，这个系统中的诸要素有着极其复杂的联系，它们的生理功能及病理变化绝非各自为政，而是相互作用、相互制约、相互影响的。每一要素与其他各要素都存在着联系，因而形成一个复杂交织的立体网络。

现仅以五脏之间的相互联系为例做简单说明。中医认为，五脏分属金、木、水、火、土五行。其间存在相生、相克的关系：五脏之间的相生，即相互资生、助长、促进，肝生心，心生脾，脾生肺，肺生肾，肾生肝；五行之间的相克即相互克制、制约、抑制，肝克脾，脾克肾，肾克心，心克肺，肺克肝。

因此，在养生的同时不能破坏人体脏腑的平衡，否则疾病随之而来。例如，水克火，若在养生的时候补水太过，而导致心火不生，则心阳不足，鼓动无力，而出现心慌、心悸，甚则气血运行不利，出现胸痹；若补火太过，致水不制火，则会出现失眠、烦躁、心率加快等症状。

2. 人与自然相和谐

中医不仅把人体各要素看作是密切相关的，而且把人与自然界看作一个有机的整体。"人与天地相应""天人合一"等是对这种养生保健观念的扼要概括。

《灵枢·五癃津液别》说："天暑衣厚则腠理（皮肤纹理及皮下肌肉的空隙）开，故汗出……天寒则腠理闭，气湿不行，水下留于膀胱，则为溺与气。"意为：春夏气候较温暖，人体皮肤松弛，血管舒张，气血津液多流向体表，故易出汗、小便少；秋冬气候寒凉，人体皮肤致密，血管收缩，故汗少而小便多。《灵枢·顺气一日分为四时》说："夫百病者，多以旦慧、昼安、夕加、夜甚……朝则人气始生，病气衰，故旦慧；日中人气长，长则胜邪，故安；夕则人气始衰，邪气始生，故加；夜半人气入脏，邪气独居于身，故甚也。"可以看出，中国古代医学非常重视人体及病变的节律探究，并将之与自然界四季变化、白昼更替密切联系起来。

中医还认为，地域环境的变化是影响人体生命活动的另一外在因素，同一种疾病，由于患者所处地域不同，往往会有不同的诱因。例如，同是哮喘病，如患者来自北方，就可考虑其气候（寒冷）诱因；如患者来自南方，应多考虑其"虚喘"（劳累过度）或"热喘"（中毒）等其他的可能。

故而，养生要法从自然，不能与自然规律相违背。如冬病夏治、寒体夏养、热体冬治等，都充分体现了人与大自然的变化相和谐的理念。

3.人与社会环境相和谐

随着社会生产力的迅速发展，人民生活的不断改善，人的平均寿命开始急速上升。然而，社会生产力的迅速发展随之带来的各种社会因素对健康的影响，比以往任何时候都更为突出。社会向医学提出了许许多多新课题：环境污染造成生态平衡破坏所带来的"公害病"；现代工、农业及交通运输业所带来的人的意外伤残增多；人口老化以及社会现代化所引起的疾病谱的变化；等等。

总之，由于人具有生物属性和社会属性，因此必须重视社会环境因素对人群健康和疾病的影响。我们在养生的同时要充分考虑到社会环境的影响，不能因为养生而破坏人们的正常生活与工作。

十九、养生贵在养心

心居于胸腔，横膈膜之上，有心包卫护于外。心为神之主，脉之宗，起着主宰生命活动的作用，故《素问·灵兰秘典论》称之为"君主之官"。心的生理功能主要有两方面：一是主血脉，二是主神志，并与舌、面等有联系。心与小肠互为表里。

其一，心主血脉，包括主血和主脉两个方面。全身的血液都在脉中运行，依赖于心脏的搏动而输送到全身，发挥其濡养的作用。心脏的正常搏动，在中医学理论中认为主要依赖于心气。心气旺盛，才能维持血液在脉内正常地运行，周流不息，营养全身；心气不足，可引起心血管系统的诸多病变。

其二，心主神志。在中医学理论中，神有广义和狭义之分。广义之神，是指整个人体生命活动的外在表现。狭义之神，是指心所主的神志，即人的精神、意识、思维活动。在中医学的脏象学说中，将人的精神、意识、思维活动不仅归属于五脏，而且主要归属于心的生理功能。《素问·灵兰秘典论》说："心者，君主之官，神明出焉。"《灵枢·邪客》说："心者，五脏六腑之大主也，精神之所舍也。"心主神明的生理功能正常，则神志清晰，思维敏捷，精力充沛；如心有病变，影响到神志活动，则可出现精神意识思维方面的异常表现，可见失眠、多梦、神志不宁，甚则谵狂，或见反应迟钝、健忘、精神萎靡，甚则昏迷。

因此，人们养生，首先是养心。这里所谓养心，自然不是指保护好心脏，而是指调整心态。心态是"阴"是"晴"大不一般。"阴"者，看什么都灰蒙蒙、不起劲。"晴"者，就不一样：看天，天杰；看地，地灵；看人，人勤。有了"晴"这种心态，就不会相信世界上会有不亮的天，地球上会有走不通的路。有了"晴"这种心态，即便冬天来了，也会说"春天还会远吗"。即便无路可走了，也会说"路不都是人走出来的吗"。即便有人犯错了，也会说"人非圣贤，孰能无过"。可以说，"晴"这种心态，积极多于消极，乐观多于悲观，自信多于自卑。拥有这种心态的人，在工作、生活中不知难、不怕难、能克难，从而变难为易，变败为胜，始终掌握着生活的主动权，而不会成为生活的"奴隶"。

仔细观察生活就会发现，心理失控会给人的健康和生活带来多么大的危害。有的人由于过分怀旧，整日沉浸在那些残缺的、苍白的回忆里，以至于对眼前的一切都毫无兴趣，即使是面对美好的生活也觉得索然无味；有的人由于盲目攀比，总觉得自己得到的太少，失去的太多，事事不如别人，以至于悲观丧气，经常闷闷不乐，甚至患上了精神抑郁症；还有的人由于情绪消极，总感觉自己被社会闲置、被人们漠视，以至于心灰意懒、精神委靡、消沉颓废；更甚者，有的人由于贪心作怪，总认为自己应当拥有更多的财物，应该比别人生活得更好，以至于放弃了对自己的约束，不该拿的也拿，犯下严重错误。

类似现象虽然大都事出有因，但无不与心态失控有关，无不伤及身体健康，无不有损美好生活。由此可见，如果你能做到视名利为草芥，视得失为无物，那你就可以在快乐的世界里翱翔了。环顾生活，一些人的悲剧往往不是由于缺少才能所致，恰恰相反，是由于缺少高尚品德而酿成的。这是那些天赋很好、能力很强的人尤应引以为鉴的。

养心虽然没有灵丹妙药可用，但还是有人提出了种种建议。陶弘景《养性延命录》中提到的养生之法，有"十二少、十二多"的正反要诀："少思、少念、少欲、少事、少语、少笑、少愁、少乐、少喜、少怒、少好、少恶。行此十二少，养生之都契也。多思则神怠，多念则精散，多欲则损智，多事则形疲，多语则气争，多笑则伤脏，多愁则心慑，多乐则意溢，多喜则忘错昏乱，多怒则百脉不定，多好则专迷不治，多恶则焦煎无宁。此十二多不除，丧生之本也。"宋代大文豪苏东坡仕途坎坷，但他总是旷达乐观，淡然处之。他47岁时被贬到黄州后，登赤壁矶，一首气势磅礴的《念奴娇·赤壁怀古》，使我们看到了苏东坡那豪放达观的胸襟。他被贬到杭州任通判时，因病到山中寺院去散心，僧人热情地让他在凉爽的禅房内歇息，用虎跑泉煮茶款待。诗人在《病中游祖塔院》一诗中感叹道："因病得闲殊不恶，安心是药更无方。"他将养心概括为"养生治性，行义求志"八个字。因此，我们应从古人养心之道中汲取营养，驾驭和调控好自己的情绪。

一是静心。人生在世，要有"淡泊以明志，宁静以致远"的高雅境界。明代万全《养生四要》一书中说得更为透彻："心常清静则神安，神安则七神皆安，以此养生则寿，殁世不殆。"正所谓"不以物喜，不以己悲"。

二是清心。要有随心所欲，得之我幸之心理。老年人离退休之后要跳出万丈红尘的扰攘，荣辱升降已成过眼烟云，将外界一切干扰拒之门外，自得其乐。

三是宽心。不能斤斤计较，有人说：比海大的是天，比天大的是人心。因此，胸襟要像大海那样宽阔，能容下百川。即使遇到一些不顺心的事，也要达观对之，自我化解。

四是忍心。百事忍为上，能忍亦豪杰。容忍大度既可排除自己恶劣的心境，又能促进良好的家庭和人际关系，人也自然乐在其中。

五是用心。特别是老年人，不能光想养尊处优，无所事事。而要多动脑筋，多些兴趣爱好，读些净化心灵的书报，可陶冶情操，心身康泰，活得潇洒，过得自由。

有了这"五心"，何来心累的羁绊呢!

二十、食疗养生知多少

食疗养生，即利用食物来影响机体各方面的功能，使人获得健康或是预疾防病的一种方法。通常认为，食物是为人体提供生长发育和健康生存所需的各种营养素的可食性物质。也就是说，食物最主要的是营养作用。中医很早就认识到食物不仅能营养，而且还能疗疾祛病。食物本身就具有"养"和"疗"两方面的作用，而中医则更重视食物在"养"和"治"方面的特性。

食疗养生是中国人的传统习惯，通过饮食达到调理身体、强壮体魄的目的。食疗养生文化源远流长，食疗养生是一种长远的养生行为。以前的人通过食疗养生调理身体，现在的人通过食疗养生减肥、护肤、护发。食疗养生是一种健康的健体之道。所以有"药补不如食补""食物是最好的药物"这些说法。

食疗养生是根据不同的人群、不同的年龄、不同的体质、不同的疾病，在不同的季节选取具有一定保健作用或治疗作用的食物，通过科学合理的搭配和烹调加工，做成具有色、香、味、形、气、养的美味食品。这些食物既是美味佳肴，又能养生保健，防病治病，能吃出健康，益寿延年。

中国传统膳食讲究平衡，提出了"五谷宜为养，失豆则不良；五畜适为益，过则害匪浅；五菜常为充，新鲜绿黄红；五果当为助，力求少而数"的膳食原则。也就是说，要保持食物来源的多样性，以谷类食物为主，每天要摄入足够的豆类及其制品，鱼、禽、肉、蛋、奶等动物性食物要适量，多吃蔬菜，餐后少量食用水果。中国人的常用食疗大致分粥类、羹类、茶类、酒类等。

中医历来强调"药疗不如食疗养生"，以食物为药物的优点突出。首先，食疗养生不易产生毒副作用；其次，这些食物都是我们日常生活中的平凡之物，价格低廉，有的甚至不花分文，我们在日常用餐中便可达到治病的目的；再次，食物为药还具有无痛苦的优点，让人们在享受美食的过程中去除病痛，避免了打针、吃药甚至手术之苦。

有此几大药物无法可比的优点，我们又怎能不以食物为药、以食疗养生治病呢？当然，食疗养生是最好的偏方，食疗养生确实对防病治病有很好的功效，有不同于药物治疗的优点，但不等于食疗养生能包治百病，也不能因此代替药物治疗。如果病情急重，或者应用食疗养生后疾病不减轻，应该请医生指导应用。下面介绍几个李老在临床上常用的食疗方子。

1. 小公鸡汤扶正又助阳，体虚者宜之

临床中对于辨证属虚、寒、阴证者，尤其对于经脏腑辨证属脾肾肺亏损或气血辨证属气虚血虚者，经辨证施治一个阶段患者病情好转、饮食增进后，李老常常让患者配合服食小公鸡汤以助药力、以复体力，从而明显缩短病程。小公鸡汤制作及服食方法：买市售小公鸡或以农村散养的小公鸡为最优品，体重小于1 kg，杀后留血去毛及清洗内脏，将整鸡包括内脏、鸡血等一起放入砂锅中文火煮至熟透，初炖时不加任何佐料，待吃时据本人口味加入食盐，连肉带汤一同食下。根据患者饮食情况可每天1只或每2天1只，以

不饱为度。小公鸡有健脾胃和补肺强肾之功，因其补而不燥不滞，香而不腻，食药并进，而强于人参之补。

2. 羊肉养血又温阳，育龄期妇女多宜

育龄期妇女是月经诸病的患者群体，对于此期妇女的月经性疾病，在辨证治疗后，只要不是偏热偏实或发于夏季者，李老经常嘱其服食羊肉汤。《金匮要略·妇人产后病脉证治》一篇中首先讨论了产后"三病"，随后给出的第一个治疗妇科病的处方即是当归生姜羊肉汤，并指出其治疗范围包括产后腹中痛、腹中寒疝、虚劳不足。此乃因妇人以血为本，又以血为用为养，在其怀孕过程中要耗血，生产时要失血，剖宫产手术更是出血，即便月经也是生理性失血。故此期的妇女多见营血亏虚或血虚挟寒、血行不畅而致生诸多妇科之病。即便有些热证也常是血虚为第一因素所致，如仲景在当归生姜羊肉汤之后又创温经汤以养血滋阴。羊肉乃血肉有情之物，可大补气血，又性温而散寒，从而体现了《素问·阴阳应象大论》之"形不足者，温之以气；精不足者，补之以味"的宗旨。故羊肉既可作为部分痛经、经期错乱、经量偏少、不孕等患者的治疗药物，又可作为食疗之主物。

3. 幼多食栗，老服核桃

小儿脏腑娇嫩、形气未充，又有生机蓬勃、发育迅速的生理特点，对营养的要求较多。又有脾常不足的病理特点，因而对饮食物的消化吸收较成人为弱。因此，小儿之体培补脾土尤为重要。在儿童疾病的治疗上，李老除了非常注重补土益肾之外，在治疗后有时告诫其家长可买市售之栗让小儿常食，也可制作栗子粥服食，其量则据年龄大小，每天食3～10枚即可。栗子味甘咸，气平，入足太阴脾、足少阴肾经，补中培土，养胃益脾。黄元御在《玉楸药解》中认为，栗子"培土实脾，诸物莫逮"。健康小儿经常少量食用也很有益处。而老人由于有脏腑功能普遍衰弱、阴阳失调、气血虚弱又常癖滞的病理特点，故老年人要保持心态平和、适量运动、起居有常、饮食有节。

在饮食调养方面，李老更赞同适量服食核桃，认为其是食疗的佳品，无论是配药使用，还是单独吃、水煮吃、烧菜吃，都有补气养血、补肾填精、

止咳平喘、润燥通便等良好功效。《本草纲目》认为，核桃仁味甘，性平温，"食之令人肥健，润肌，黑须发……补气养血……益命门。"故在日常生活中，老者可适当服食核桃仁。

4. 谷物豆腐缓衰老

中国人以谷物为主体的饮食习惯已经沿袭了数千年。这类食物包括大米、小麦、玉米、高粱、小米、大麦、燕麦、荞麦等，这些作物营养成分非常丰富，也是最有效、最安全、最易得到、最便宜的食物能源，避免了高能量、高脂肪和低纤维膳食模式的缺陷。因此，对于我国中老年人来说，以谷物为主配合豆类、坚果类，辅以蔬菜、水果的膳食方式，既可提供身体所需的能量及各种营养物质，又可预防一些相关的慢性疾病。如果发生某些老年慢性病时，又可起到辅助治疗作用。在豆类食物中，豆腐洁白如玉、价格低廉、做法简便、营养丰富、易吸收完全，慢性疾病者大多可放心食用。在饮食方法上可做菜可做汤，即使制作豆腐的副产品豆腐渣也不可抛弃，可以炒制而食用。豆腐味甘，气咸寒，有和脾胃、消胀满、下大肠浊气、清热散血之功。现在所谓的北豆腐（以盐卤为凝固剂）、南豆腐（以石膏为凝固剂）、内酯豆腐（以葡萄糖醛酸内酯为凝固剂）均有此类功效，可作为餐桌上的常品。当然由于其性偏寒，故脾虚胃寒者不宜，老年人患病后也不要多食。

我国的食疗养生博大精深，对人体健康具有很大作用，但食疗养生要做到：不盲目进补、食不偏嗜、饮食有节。另外还要注意一些药物与食物配伍禁忌。

中篇 临证体会

一、运用喘嗽验方治疗慢性支气管炎

慢性支气管炎是临床常见病，具有反复发作、病程长久的特点。由于反复感染、过敏、理化因素刺激等原因，导致组织学改变，支气管弹性减退，分泌物堆积，造成支气管通气障碍，最终引起肺气肿、肺心病等严重后果。因此，积极治疗慢性支气管炎，防止其进一步发展极为重要。根据其咳、痰、喘的主要临床表现，可归于祖国医学的"咳嗽""痰饮""喘证"等范畴。究其病因不外乎外感与内伤两端，而病机则与痰瘀交阻密切相关。

六淫侵袭致病为外因。刘河间云："寒暑燥湿风火六气，皆令人咳。"张景岳亦曰："实喘之证，以邪实在肺也，肺之实邪，非风寒则火邪耳。"可见六淫是咳喘的主要致病原因，脏腑功能失调为内因。慢性支气管炎的发生和发展，与脏腑功能失调与衰退，特别是肺、脾、肾三脏功能的失调与衰退有着极其密切的关系，故古人有"咳者，肺之本也""脾为生痰之源，肺为贮痰之器""肺为气之主，肾为气之根""咳嗽在肺，其根在肾"等论述。

病机关键为痰凝血瘀。慢性支气管炎外因在外感六淫，内因在肺、脾、肾三脏功能失调而致的痰邪壅滞。然"痰瘀同源"，肺、脾、肾三脏功能失调，必致三焦气化功能失常，气机阻滞，气血运行不畅，气滞血瘀而为咳。正如《血证论·咳嗽》所言："人身气道，不可有塞滞，内有瘀血，则阻碍气道，不得升降，是以壅而为咳……须知痰水之壅，由瘀血使然，但去瘀血，则痰水自消。"再者，慢性支气管炎以反复发作经久不愈为其特点，"久病入络"是其必然。此外，肺朝百脉，肺的宣降功能障碍，也会影响血脉的正常运行，导致气滞血瘀。正如《丹溪心法·咳嗽》所言："肺胀而嗽，或左或右，不得眠，此疾挟瘀血，碍气而病。"

古人对治疗咳嗽多存戒惧之心。明代张三锡言："百病唯咳嗽难医。"徐灵胎亦有咳嗽难治的论述。究其原因，肺为娇脏，太寒则邪气凝而不散，太热则火刑金而动血，太润则生痰饮，太燥则耗津液，太泄则汗出而阳虚，太涩则气闭而邪结。肺为清虚之脏，空阔无尘好比太虚之境，所以治法一或有差，动辄得咎。然则治咳之法奈何？曰：随其阴阳表里寒热虚实而治之，则得之矣。

喘嗽验方系民间验方，由李老在大学实习期间搜集而来。本方组成为：生石膏15 g，苦杏仁10 g，炙麻黄8 g，桔梗10 g，五味子15 g，法半夏10 g，陈皮10 g，怀山药20 g，生百合20 g，桑寄生20 g，千年健15 g，每日1剂，水煎服，早晚分服。

方义：本方实由麻杏石甘汤和二陈汤二方加减化裁而成，麻杏石甘汤系治肺热咳嗽的主方，二陈为化痰祛湿要剂，因喘嗽势必有痰，二方合用则痰喘之症皆治。盖方中用生石膏清肺热；炙麻黄、苦杏仁以宣肺降气而定喘；法半夏、陈皮以除痰；因慢性喘嗽症本属虚，故用五味子、生百合、怀山药以补肺、脾、肾三脏之虚；本病虽属虚证，但其发作多由外感风寒所诱发，故加桔梗助麻黄以祛外邪，法半夏、陈皮性燥，得生石膏之清凉以制之则不燥，麻、杏、桔梗之辛散得生百合、怀山药、五味子之补以制之，则虚证者服之亦无大碍。桑寄生性味苦平，无毒，能祛风湿，健筋骨，主妇人腰痛、小儿背强等病；千年健性味苦温，无毒，能壮筋骨，祛风气痛。此二药都是治疗风湿痹痛的要药。且桑寄生寄生于桑树之上，得桑树之精气，故有平肝熄风之力，对神经系统可能有弛缓镇静之效；千年健气极香烈，对神经系统可能起兴奋作用。二药同用，既有协同作用，又有拮抗作用，看似相反，实则相成，对神经系统起一定作用。全方具有补虚、祛邪、清热化痰之功效，咳嗽、气喘者用之皆效，用于慢性喘嗽病可说面面俱到，所以疗效显著。

验案举例 张某，男，喘嗽已10余年，初起仅冬季气候寒冷时发作，之后逐年加剧，发作则喘嗽气急，胸闷难言，甚至倚息不得卧。近数年来，不论天时冷热，稍受风寒即发、稍劳亦作，形体日瘦。予上方加减，8剂即愈，2年已无复发。现代医学病理研究发现：支气管黏膜的炎症肿胀，渗出物和黏液的堆积，除造成呼吸障碍及支气管反射性痉挛外，还造成大脑皮质的异常神经活动。

二、肺结核的诊疗总则

肺结核是由结核杆菌侵袭肺部而引起的一种慢性传染病，属于中医学"痨瘵""肺痨"范畴，临床主要症状为咳嗽、咯血、潮热、盗汗、消瘦等。中医药在缓解抗结核药物的毒副作用、改善临床症状、提高临床疗效等方面均有明显优势。肺结核为慢性疾患，故须坚持服药，尤其在初期应适当处理，可能痊愈，一旦病势进展并有并发症，即难治疗。

1. 根据疾病不同时期选方治疗

中医根据肺结核不同时期疾病特点，常选用以下治疗：

（1）初期 患者的自觉症状尚少，但多倦怠微热，食欲不振，可用小柴胡汤，尤其对幼儿多有效。体温38 ℃以上伴盗汗、咳嗽、血色不正者可用之。如患者病情更严重，见血色不佳、脐上心悸亢进、易疲劳、口干，用柴胡桂枝干姜汤。此方主治盗汗，头汗，大便不秘，有下利倾向者。

（2）慢性迁延期

1）以气虚为主者，体温升高不多，咳嗽亦轻，精神不振，疲劳更甚者，用补中益气汤，尤以妇人用此方较效。兼咳嗽多者，合用生脉饮。

2）若为实证，热证明显者，用加味逍遥散，主要用于妇人，男子亦可用。见头痛，颊部潮红，月经不调，口渴，盗汗，咳嗽等，而热时高时低。咳嗽明显者加麦冬、阿胶。

3）若妇人患肺结核，病势颇剧，见消瘦高热，咳嗽，口渴，盗汗，月经不调，用逍遥散无效者，可用滋阴至宝汤。

4）若平素胃肠功能较弱，见食欲不振，有下利倾向，腹壁弛缓，脉弱，血色不佳，倦怠感尤甚，用香砂六君子汤。

5）以阴虚火旺为主，见咳嗽咯痰，痰难排出，皮肤或黑，大便秘结，有干性啰音，用滋阴降火汤。但使用时须注意脉象、眼的色泽，如脉细数无力，或弦且数大虚，眼呈清冷色泽，可用之。用后如食欲减少或腹泻，应换方剂。

（3）恢复期　肺脾虚弱者用四君子汤或有一时之效。

2. 根据主诉选方治疗

除了根据疾病进展选方外，李老还根据患者主诉先后不同选方，或两相结合起到标本兼治的效果。

（1）主诉咳嗽较明显者　用麦门冬汤。急迫性痉挛性发作，咳甚，痰不易出，颜面潮红者，加生地黄、阿胶、黄连。用麦门冬汤而无效，剧咳者，咽喉干燥，剧咳声音嘶哑，甚至咯血者，用补肺汤，此方主要用于寒发于背，后背如有冰雪覆之，亦可用于头项发冷、咳嗽为主证者。热咳甚伴声音嘶哑者，用人参养荣汤；若人参养荣汤无效，可换知母茯苓汤。咳嗽不止，两肺听诊有水泡音，高热，体质衰弱者，用竹叶石膏汤。

（2）主诉咯血较重者　选用三黄泻心汤。咯血时用之，不但有止血之效，亦能治精神不安。冷服为宜。咯血带血块，便秘，小腹急结，用桃仁承气汤。用尽各种方法，咯血仍不止时，用柏叶汤有显效。

（3）主诉侧重于咽喉疼痛者　选用半夏苦酒汤。此方专治喉痛过甚，食物不能咽下。顿服，有时速效，但一二小时后可能又疼，可再用此方暂时减轻咽痛。但亦有服此方反觉咽喉疼痛者，应立即停服。若并发咽喉结核，见咽喉疼痛、声音嘶哑，用百合固金汤。

（4）主诉发热明显者　如长期有微热不退，并无其他主诉症状，用桂麻各半汤降热。同时兼见手足厥冷、脉弱，有下利倾向、咳嗽、皮肤枯燥，可用真武汤合生脉散。若注射链霉素后仍高热，体温在39 ℃以上，以此方治疗，两三个月后体温可降至正常。若是消耗热，用桂枝去芍药加麻黄附子细辛汤，可降低早晚之热差。此方主要用于阴阳不交者，有顺接阴阳二气之效，故用于各种杂病，有时可奏奇效。若因长期服用解热药，肌肤失于滋润，见消瘦枯干、食欲下降、脉弱、手足浮肿，用茯苓四逆汤可治一时之急。

（5）主诉长期消瘦、倦怠乏力者 如胃肠功能弱，无食欲，少气或盗汗、咯血，用扶脾生脉散加白及。若腹直肌现于表，如板状，腹壁细长，用归芪建中汤。

（6）主诉盗汗不止者 用当归六黄汤。该方不仅可止汗，且兼有止嗽降热之效。

三、从经络、脏腑辨治冠心病

从经络角度来说，从咽下至脐垂直线分布穴位为任脉腧穴，其从上至下依次为：廉泉（主咽喉肿痛等症）、天突（主胸痛、咽喉肿痛等症）、璇玑（主胸痛、咽喉肿痛等证）、华盖（主治咽喉肿痛、胸痛等症）、紫宫（主治胸痛、胸闷等症）、玉堂（主治胸痛、胸闷等症）、膻中（主治胸闷、气短、胸痛、心悸、呕逆等）、中庭（主治心痛、呕吐等症）、鸠尾（主治胸闷、心悸、心痛、呕吐、腹胀等症）、巨阙（主治胸痛、心悸、胃痛、吞酸、呕吐等症）、建里（主治胃痛、腹胀、不嗜食等症）、下脘（主治腹痛、腹胀食谷不化等症）、水分（主治腹痛、反胃吐食、腹胀等症）、神阙（主治腹痛、久泻、脱肛、虚脱等症）。从以上腧穴分布和主治病症可看出，心胃关系密切，心胃相连。膻中乃心主之宫城，又为气之海，为心之外围。膻中宗气足则气化旺盛而阴阳和调，精神情绪正常。脐为神阙，又称丹田，位于中焦，中焦属脾胃所主，又为诸气升降出入的通道。脐联系全身经脉，通过各经气的循行交通于五脏六腑。四肢百骸、五官九窍、皮肤筋膜，无处不到，若各部气血阴阳发生病理变化，即表现于脐。

进一步来说，脾经主要联系的脏腑器官是脾、胃、心、食道、咽、舌，《灵枢·经脉》："脾足太阴之脉……入腹，属脾，络胃，上膈，挟咽，连舌本，散舌下。其支者，复从胃别上膈，注心中。"心经主要联系的脏腑器官是心、小肠、肺、食道、咽、目系，《灵枢·经脉》："心手少阴之脉，起于心中，出属心系，下膈，络小肠，其支者，从心系，上挟咽……下循臑内后廉，行太阴、心主之后。"又有《灵枢·经别》云："足阳明之正，上至脾，入于腹里，属胃，散之脾，上通于心。"综上，心与胃、脾、肠关系密切，而脾、胃、肠可合一称为"胃"，故心与胃关系密切。

胃为气机升降之枢、生痰之源，同时气为血之帅，故胃气滞则易致痰瘀生，而气滞、瘀血、痰浊又是冠心病的主要病理因素，因此胃在冠心病的发生和发展中起重要作用。冠心病其致病因素主要是情志失调、饮食不节等，而肝、胃是与此两种因素密切相关的脏器。正是由于情志饮食的失常，导致肝胃气滞，而生痰生瘀，痰浊血瘀相并壅塞脉道，不通则痛，引发冠心病。

验案举例 刘某，男，63岁，郑州市人，2013年4月22日初诊。自诉3日前不明原因从颈前咽部至脐上部呈垂直线灼热疼痛不适，故来就诊。刻诊：望其形体营养中等，精神疲惫，表情自然，目睛灵活但乏神，面色欠荣润，动作尚灵活，咽喉色泽淡红、润滑无红肿，吞咽动作畅通无阻，颈项转侧、俯仰自如，颈项直立，两侧对称，气管居中，颈前喉结处无肿块突起，胸廓呈扁柱形，两侧对称，腹脐平坦，脐平不突，舌质暗红，舌尖红，苔黄，舌下络脉无迂曲；呼吸发声通畅如常，应答自如；询其平素时有心慌不适，纳眠尚可，二便调，咽、食道、胸骨柄后自感灼热隐痛，无吞咽困难，无泛酸、呕吐症状，胃脘食后无胀痛；脉沉弦滑；按诊咽下、颈前、心下（剑突下方）、胃脘（上腹部）、大腹（脐上部位）、神阙穴之皮肤无灼热，体温如常，心下、虚里以轻、重之力按之亦不痛；询其既往有烟酒史，已戒半年余。辅助检查：心电图提示：①窦性心律，心率66次/min；②左前分支阻滞；③广泛前壁下壁改变（$V_1 \sim V_6$ T波双向倒置）。血压138/90 mmHg。血脂四项：总胆固醇（TC）6.7 mmol/L，甘油三酯（TG）2.57 mmol/L，高密度脂蛋白胆固醇（HDL-C）1.8 mmol/L，低密度脂蛋白胆固醇（LDL-C）3.82 mmol/L。

辨证思路：本案辨证为气虚、气郁、瘀血痰浊阻滞经络血脉。气郁则湿滞，湿滞而成热，热郁而成痰，痰滞而血不行。张璐《张氏医通·诸痛门》云："胃心痛者，多由停滞……知其在气则顺之，在血则行之，郁则开之，滞则通之，火多实，则或散或清之。"中医诊断为心悸，辨证为气虚、气郁、瘀血痰浊阻滞经络血脉。西医诊断为冠心病（心肌缺血）。治宜益气复脉，和中以健脾胃，升清降浊，化瘀祛痰，疏肝利胆，宣通气机。方剂以生脉散、四物汤、瓜蒌薤白半夏汤、保和丸，佐以疏肝利胆解郁之品治之。药用：太子参20 g，麦冬15 g，五味子15 g，丹参20 g，当归15 g，川芎20 g，瓜蒌20 g，薤白20 g，陈皮12 g，半夏10 g，茯苓20 g，炒莱菔子10 g，焦山楂15 g，焦建曲15 g，连翘10 g，青皮20 g，制郁金20 g，甘草10 g，7剂，每日1剂，水煎服。

二诊（5月3日）：服上药无不适，咽下至脐腹部灼热痛感消失，余无不适，舌质淡红，苔薄白略腻，脉弦滑左兼沉。复查心电图示：心率83次/min，左前分支阻滞，前壁导联ST-T改变。守上方加砂仁10 g，厚朴12 g，7剂，用法同上，以资巩固。

体会：本案为冠心病心绞痛，辨证为气虚、气郁、血瘀、痰阻，经脉阻滞不通，为本虚标实之证，治宜益气复脉，和中健脾，升清降浊，化瘀祛痰，疏肝利胆，宣通气机。拟方先辨其脉沉为气虚无力，滑为痰，弦主疼痛、气滞气郁。运用生脉散扶其正气以鼓动血脉，滋其阴精以充养血脉。丹参色赤入心，功在凉血，活血祛瘀，治心腹疼痛，通心包络，养心安神以治心悸，尤在调畅血脉。当归、川芎行气活血通脉。瓜蒌宽胸散结，甘寒润，以清降为要，宽胸利膈而通闭；薤白行气散结，活血止痛，辛散、苦降、温通、散阴结而开胸痹。二药伍用，一散一收，一通一降，通阳行气，祛痰化瘀，散结止痛，使胸中阳气宣畅布达则清阳盛，浊阴退则痛自消。久郁则生热，运用保和丸功在消积和胃，升清降浊，调理脾胃，清热利湿，宣通气机。中医学家焦树德评价该方：此方妙在加入连翘一味，该药微苦性凉，具有升浮宣散、清热散结之力，在大队消食导滞、和中降气之品中加入连翘，不但能清郁热、散滞结，而且可用其升浮宣透之力，以防消降太过，使全方有升有降，有消有散，有温有凉，有化有导，遂现出一派活泼生机。再者，本品善理肝气，既能疏散肝气之郁，又能苦平肝气之盛，在脾胃气滞、中运不健之机，加入平肝疏郁之品，更能防肝来乘。肝胆相表里，运用青皮、郁金功在疏肝郁、行气郁、破气滞、活血祛痰以止痛，二药相须为用，疏肝利胆。现代药理表明青皮油对胃肠道有温和刺激作用，促进消化液分泌和排除肠内积气。甘草调和诸药，和胃以助运化，促进药物吸收，减轻脾胃负担，增强运化之力，从而化痰源，如此痰瘀去、脉络通，肝胆疏泄得以调畅，则病可向愈。

四、心脏瓣膜病治疗总则

心脏瓣膜病是一种常见的心脏病，尤以风湿热导致的瓣膜损害为多见。随着当今中国人口老龄化加重，老年性瓣膜病以冠心病、心肌梗死引起的越来越多见。如活动后心慌、气短、疲乏和倦怠，活动耐力明显减低，稍作活动便出现呼吸困难即劳力性呼吸困难，加重者出现夜间阵发性呼吸困难，甚则无法平卧休息。临床多以X线胸部正位片、心电图（动态）、频谱多普勒超声心动图，协助诊断和评价心脏瓣膜病。体格检查发现心脏杂音和超声心动图所见心脏瓣膜病变的特点是诊断心脏瓣膜病的依据。气短、乏力等症状是对患者进行心功能分级的主要依据，心电图（动态）可提供心律失常的诊断依据。X线胸部正位片可以帮助判断肺部淤血、胸腔积液和肺部病变的情况，中医学认为本类疾病属"怔忡""心悸"等心系疾病范畴。

李老认为，该类疾病多从心之气血阴阳的亏虚，肾阴、肾阳的亏虚，中焦脾胃的升清降浊，肺主气及宗气的强弱，肝主疏泄是否正常等方面进行分析。心脏的正常搏动与五脏关系密切。肾阴、肾阳是五脏阴阳之本。肾阳资助心阳，促进心脏的搏动和脉管的收缩；肾阴资助心阴，减缓心脏的搏动及促进脉管舒缓。临床上既可见心肾阳虚，温煦推动无力的心率减慢的心脏病；又常见心肾阴虚，凉润宁静功能减退的心率快速的心脏病。另外，气候寒冷或暑热、情志过激、过度劳累及饮食失宜等，对心脉等均有不同的影响，避免过寒、过热，保持心情舒畅，注意劳逸适度和饮食卫生，是预防心血管疾病的重要措施。

该类疾病根治虽难，但可制止病势进行，减轻自觉症状，李老总结归纳了以下处方适应证。

（1）炙甘草汤 炙甘草，生姜，人参，生地黄，桂枝，阿胶，麦冬，麻仁（黑芝麻），大枣。适用于贫血、心动悸、气促、脉结代者。自诉口渴、手足烦热、有下利倾向者禁用。

（2）柴胡桂枝干姜汤 柴胡，桂枝，干姜，瓜蒌根，黄芩，牡蛎，甘草。加茯苓，适用于贫血、心动悸者，但有下利倾向者禁用。

（3）柴胡加龙骨牡蛎汤 柴胡，龙骨，黄芩，生姜，铅丹，人参，桂枝，茯苓，半夏，大黄，生牡蛎，大枣。适用于体力旺盛，病势不重，心悸、眩晕、大小便不利者。

（4）木防己汤 木防己，石膏，桂枝，人参。适用于代偿功能障碍，见浮肿、喘咳、呼吸迫促、心下坚硬者。

（5）茯苓杏仁甘草汤 茯苓，杏仁，甘草。适用于病势激烈，见呼吸促迫、喘咳、浮肿、胸中痞塞者，服此淡渗之剂较为安全。

（6）缩砂汤 适用于心悸、眩晕、贫血、轻度浮肿者。但该方能使胃气减弱，故胃肠功能弱者不宜用。

（7）茯苓甘草汤 茯苓，桂枝，甘草，生姜。适用于自觉心悸亢进、下利、手足厥冷者。或加龙骨、牡蛎共用亦可。

（8）六君子汤 适用于脾虚弱者。如兼贫血，可加当归、黄芪；兼浮肿者，可加泽泻、桂枝。

（9）桂枝茯苓丸加车前子、茅根 适用于月经闭止、心悸、眩晕、浮肿者。用此方可通经，伴见他症者亦可消失。

五、从心脾（胃）论治心律失常

心律失常是一种病因学诊断，泛指心脏激动的起源（部位、频率与节律）和传导（速度、时间、途径、顺序）的异常，属中医学"惊悸""怔忡"等范畴，临床多表现为患者外无所惊，自觉心跳异常，休作有时不能自主的一种证候。李老认为，对于该病的治疗，需运用中西医理论，结合现代医学相关检查，找好治疗靶器官，做好切入点，尤其重视心律失常病因病机，强调从心、脾（胃）论治，以寓补于消为要点，不忘气血、痰瘀

（郁），使水火既济。同时善于运用中医学发病的整体观，注意"生物—社会—心理—医学模式"，用药注重养心通脉，健脾和胃，佐以温肾助阳，调肝和胃之品。如此，气机升降如常，气血得养，痰瘀得除，促使阴阳以平为期，病渐康复。

治疗心律失常要善于辨证辨病相结合。并重视以下几方面：第一，本病的发生与人们所处的环境及生活方式密切相关。当今和平年代，食多甘美，饮多酒浆，加之生活节奏加快，行业竞争及职场升迁日趋激烈，人们为之费心劳神，焦虑郁怒时生，致本病多虚中夹实，痰浊瘀血内生。心在体为脉，有"壅遏营气，令无所避"的作用，血在脉中行，所以血行的迟速与心相关，心健则脉律整，心伤则脉律失常。第二，心为君主之官，五脏六腑之大主，当心阳不足时，可以引起脾胃阳气不足，从而脾虚无以化生精微，气血乏源，营卫宗气无由生成，及致中气不足，胸中阳气式微，不能贯注心脉，影响血液循环，进而血瘀不畅，甚至凝涩不通；脉不通则心气虚，心气虚则胸中冷，胸中冷则膈气虚，膈气虚则胃阳微，进而脾胃虚弱，无权运化失司，可致痰浊聚生，由此而宗气不行、血脉凝涩则心律失常。故应重视脾胃功能。心与胃毗邻，经络相通，功能相关，胃之上口（贲门）与心相邻，脾足太阴之脉，其支者复从胃别上膈，注心中，胃之大络名曰虚里，为心尖搏动处，脾之大络，散于胸中，概为心前区域，说明心胃关系密切，病理上相互影响。

基于以上认识，心律不齐的中医药疗法大致可分2种。

其一，快速性心律失常。可大致分为：①窦性心动过速；②过早搏动；③非阵发性（自主性）心动过速；④阵发性室上心动过速；⑤并行心律性心动过速；⑥心房或心室扑动；⑦心房颤动；⑧可引起快速性心律失常的预激综合征。结合体征及（动态）心电图，中西合参，辨证、辨病组方，其治疗法则为和中宁心法。因脾胃为五脏六腑之海，若中焦失和，化源不充，心失所养，便可心悸或怔忡不宁。依据处方理论依据，以保和丸合生脉散加当归、龙骨、牡蛎、山茱萸、龙眼肉、紫石英、甘松等。其中保和之意在于调整脾胃功能，充分消化吸收各种营养，也包括充分吸收药物本身。用生脉散

（红参方、党参方、太子参方、高丽参方，依据病情而用）可补气益阴。方中人参可安魂魄，止惊悸，宁心益智；麦冬滋阴养心；五味子纳气归肾，使肺气有根、朝百脉、主治节，以推动血液运行，宗气充足，后继有源，则心气、肺气、肾气均得补益。当归养血活血；山茱萸、龙眼肉养心血，固肾气，水火既济；龙骨、牡蛎潜阳安神；紫石英、甘松镇惊解郁安神以稳心律。如此则化源充足，痰瘀去，正气复，心悸、怔忡自可渐除。

其二，缓慢性心律失常。大致分为：①窦性缓慢性心律失常（包括窦性心动过缓、窦性停搏、病态窦房结综合征）；②逸搏与逸搏心律（房性、房室交界性、室性）；③传导缓慢性心律失常（包括窦房传导阻滞、房内传导阻滞、房室传导阻滞、心室内传导阻滞等）。结合中医学四诊及临床表现确立培土益母法。心的属性为火，脾的属性为土，火生土，故心火为脾土之母。脾胃为五脏六腑之海，心火亦赖脾胃之滋养，通过调理脾胃的生理、生化功能，寓补于消，改善脾胃功能，使体内血脉流通畅达，冠脉血流得以改善，从而达到治疗目的。处方以保和丸合生脉散加丹参、川芎、淫羊藿、巴戟天、仙茅。其中保和丸开化源而消痰；丹参、川芎化瘀血，疏通脉道以扩冠；淫羊藿、巴戟天、仙茅补肾壮阳以助心阳；若胸阳不振，痰浊壅痹者加瓜蒌、薤白以助化痰浊、温阳开痹之力。依据"治气须治血"及"治血须治气"中医学理论，心气虚者将方中人参调为太子参或红参或高丽参，血瘀者加丹参或三七，纳差加谷芽、鸡内金，脘满加青皮、厚朴、木香、枳壳，以疏肝理气、调和脾胃。

心律不齐，可分虚证、实证两大类。虚证多以气血阴阳亏虚，导致心气不足而失所养；实证多因痰湿内阻或瘀阻血脉，致心血运行不畅或肺失清肃。临床多虚实夹杂。实证多表现为痰瘀的病理见症。李老认为，但凡心胆受惊，气虚血亏，心阳式微，不能荣心而兼痰湿阻滞，中焦失和及心脉瘀阻者所致快速（缓慢）性心律失常，均可从心、脾（胃）入手，不忘气血、痰瘀（郁），寓补于消，除壅滞，开化源，运用中医学同病异治、异病同治法则，并根据病情施以相关药物，如此不补气而气渐生，不补血而血渐长，不补心而心得奉，实为标本兼治之法。

六、心血管疾病常用中药分析

随着人们生活水平的提高和我国人口的老龄化，心血管疾病已经成为一种常见病，也是城乡居民的主要致死原因之一。随着现代医学的快速发展，心血管疾病的预防、诊断和治疗等方面都取得了很大进展，但心血管疾病发病率仍居高不下，并严重影响了患者的生活、工作和学习，给家庭及社会带来很大负担。因此，如何正确、有效地防治心血管疾病，已成为医学界广泛关注的问题。目前，现代医学对心血管疾病的治疗主要采用手术、介入等疗法，药品主要采用化学合成药，医疗费用昂贵，已超出部分患者家庭的经济承受能力，且部分药物存在诸多不良反应。祖国医学在心病防治方面积累了丰富的经验，结合现代医学，发挥传统中医中药的优势，从西医的药理作用入手，对部分心血管常用药物加以梳理，体现其辨证、辨病结合，整体与专科药物相结合的特点，发挥中药多靶点、多途径的治疗作用，为临床应用提供思路。

（1）强心类　蟾酥、北五加皮、麝香、鹿茸、黄芪、仙茅、生地黄、熟地黄、麦冬、玉竹、女贞子、三七、桂枝、山楂、补骨脂、益智仁、乌药、夏枯草、白头翁、五味子。复方如：生脉散，人参合剂（现多用党参），四逆汤（制附子、干姜、甘草）。

（2）加速心率　麻黄、麝香、鹿茸、洋金花、茶叶。

（3）减慢心率　梧桐叶、柏子仁、制附子、当归（有奎尼丁样作用，降低心肌兴奋性）、灵芝、玉竹、菟丝子、石斛。

（4）抗心律不齐药物　炙甘草、人参、生地黄、麦冬、延胡索、赤芍、桂枝。复方如：炙甘草汤。

（5）可扩张冠状动脉，增加冠状动脉血流量的药物　瓜蒌皮、葛根、毛冬青、川芎、丹参、三七、刺人参、红花、赤芍、制附子、补骨脂、仙茅、桑寄生、菟丝子、益智仁、黄精、玉竹、金银花、银杏叶、杏仁、汉防己。其中，川芎、三七、红花、毛冬青既能增加冠脉血流量，又能降低心肌耗氧量；补骨脂只能增加冠脉血流量，对心肌耗氧无影响。

（6）降低血压药物　汉防己、葛根、夏天无、臭梧桐、豨莶草、天麻、钩藤、刺蒺藜、生石决明、全蝎、地龙、黄芩、罗布麻叶、毛冬青、山楂、野菊花、连翘、夏枯草、地榆、槐花、玄参、川黄连、牡丹皮、栀子、蔓荆子、藁本、芹菜根、青葙子、茺蔚子、益母草、猪苓、茯苓、泽泻、车前子、桑白皮、玉米须、萹蓄、瞿麦、黄芪（30 g以上）、党参、黄精、丹参、川芎、炒杜仲、怀牛膝、川牛膝、独活、巴戟天。

（7）具有降低血脂及抗动脉粥样硬化作用的药物　决明子、大黄、茵陈、车前子、泽泻、山楂、陈皮、银杏叶、制何首乌、杜仲、梧桐叶、杜仲叶、桑寄生、枸杞子、菊花、黄精、玉竹、芡实、金樱子、黄芪、当归、琥珀、冬葵子、三七、小蓟、槐米、花椒、制蒺藜、昆布、姜黄、郁金、石菖蒲、蚕蛹油、水牛角、柿子叶、红花籽油、绞股蓝。

（8）升高血压药物（改善低血压）　麻黄、麝香、蟾蜍、鹿茸、枳实、白芷、艾叶、补骨脂、灵芝、小蓟、马齿苋、红花、细辛。其中白芷、艾叶兴奋血管运动中枢而升压。

（9）舒张末梢毛细血管，改善皮肤血液循环　黄芪、丹参、肉桂、桂枝、生姜、葱白、芫荽、紫苏叶、荆芥、薄荷、牛蒡子、西河柳、全蝎。

（10）收缩鼻黏膜血管药物　麻黄、辛夷、苍耳子、细辛。

（11）降低毛细血管通透性药物　槐米、槐花、连翘、白茅根、黄芪、黄芩、水牛角、秦艽、南五加皮、青皮、陈皮。

七、谈反流性食管炎治验

反流性食管炎是消化内科的常见病，是胃内容物甚至十二指肠液反流入食管，导致食管黏膜破损引起的慢性炎症，可致食管溃疡、狭窄及癌变，临床上以泛酸、胃灼热、胸骨后疼痛等为主要特征。随着我国国民生活质量的不断提高，饮食结构出现了新的变化，人们食用的脂肪类食物明显增加，导致反流性食管炎的发病增多。中医根据其临床症状，如泛酸、烧心、胸骨后疼痛、胃脘部烧灼不适、吞咽困难或异物感等，将其归属于"泛酸""胃痞""噎膈""嘈杂"等范畴。

其病因、病机多因饮食失节、情志不畅、劳逸不适、久病体虚，导致肝失疏泄，肝胃郁热，脾失健运，出现胃失和降，胃气上逆于食道，食道失于濡养，通降不利而发病。其病位在食管，但与肝、胆、脾、胃关系密切，归纳其病机为本虚标实，本虚为脾气、气阴两虚，标实为痰、热、气、瘀互结。《素问》有"诸呕吐酸，暴注下迫，皆属于热""诸逆冲上，皆属于火"，指出其致病因素与热关系密切。

朱丹溪多次提到该病，提出其病名为"翻胃""食郁"等，谓"嗳气吞酸，此系食郁"，归纳病因大约有四：血虚、气虚、有热、有痰。《丹溪心法·吞酸》云其病机为"湿热在胃口上，饮食入胃，被湿热郁遏，其食不得传化，故作酸也"。湿热阻遏气机，导致发病。

李老根据多年临床经验，认为本病需辨证论治，不可拘泥于一方一法。病机为本虚标实，虚分为虚寒、阴虚，标实主要为气、热、瘀。病变部位在食管，与肝、脾、胃关系密切。肝与脾胃生理上相辅相成，脾胃升降有序，皆赖肝气的疏畅条达。肝主疏泄，调畅气机，协调脾胃升降，并疏利胆汁，疏畅肠道，促进脾胃对饮食物的消化及对精微物质的吸收和传输功能。脾气健旺，运化正常，水谷精微充足，气血生化有源，肝体得以濡养而使肝气冲和条达，利于疏泄功能的发挥。肝为将军之官，喜条达而恶抑郁，肝失疏泄，则会表现木郁犯胃、乘脾的表现，《临证指南医案》云："肝为起病之源，胃为传病之所。"若肝气郁滞，疏泄失职，横逆犯胃，胃失和降，胃气上逆，可见嗳气频频、食后嗳气，甚者食物反流等症状；肝气郁滞进一步发展，久郁化热，肝热犯胃，形成肝胃郁热之病机，可见泛酸、嘈杂、烧心、口干口苦等症状；若肝胃郁热不能解除，热炼津液，可成痰浊，气郁不达，津液停聚，亦可酿痰，发展为痰气互结，临床见咽中不适、如有物阻、胸闷或肠胃不适感等症状；若痰随气上责于肺，肺失宣肃，可见咳嗽、哮喘等症状，此乃胃失和降，肺失宣肃，肺胃同病；病史较久者，气病及血，血瘀始成，可见胸骨后隐痛、胸痛部位固定、舌质紫暗等症；若痰、气、瘀交阻，则由噎而可致膈，可见进食难以下咽、神倦、乏力、消瘦等症状；又郁热久而伤阴，或嗜食烟酒之品，暗耗气阴，或素体营阴不足，可见口咽干、食管部位灼热、嘈热感，甚者自觉吞咽时干涩不利等症状。另外，中焦气机调畅，脾健胃和，纳化有常，升降有序，才能共同完成运化水谷、输布精微、化生气血的功能。《医述》认为："脾……属土，地气上腾，然后能载物……胃者……主纳，纳则贵下行，譬如水之性，莫不就下。"叶天士《临证指南医案》中提到"脾宜升则健，胃宜降则和"，脾胃升降失和，故生此病。因此本病的治疗需始终关注中焦气机的调畅。

李老在临床上常把本病分为五型论治：肝气犯胃（肝胃不和）型、肝胃郁热型、瘀血停滞型、脾胃虚寒型、脾胃阴虚型。

1. 肝气犯胃（肝胃不和）型

主要表现为泛酸、胸骨后及胃脘部烧灼不适，胀满作痛，脘痛连胁，嗳气频作，吞咽不利，大便不畅，每因情志不遂而疼痛发作，舌红，苔薄白，脉弦。治以疏肝理气，和中健脾，可选用金铃子散合保和丸化裁，药用川楝子、醋延胡索、当归、白芍、青皮、郁金、丹参、川贝母、乌贼骨、枳壳、保和丸。

2. 肝胃郁热型

主要表现为胸骨后及胃脘部烧灼不适、疼痛，痛势急迫，烦躁易怒，泛酸嘈杂，口干口苦，舌红苔黄，脉弦或数。治以疏肝泻热，调和脾胃，可用小柴胡汤合保和丸加减，药用柴胡、黄芩、太子参、青皮、郁金、牡丹皮、栀子、黄连、砂仁、保和丸、川贝母、乌贼骨。

3. 瘀血停滞型

主要表现为胸骨后及胃脘部烧灼不适、疼痛，痛有定处而拒按，痛如针刺或刀割，舌质紫暗，脉沉弦有力。治以疏肝理气、化瘀止痛佐以调和脾胃，可运用血府逐瘀汤合保和丸化裁，药用枳壳、柴胡、桃仁、红花、白及、三七粉、延胡索、保和丸等。

4. 脾胃虚寒型

主要表现为胸骨后及胃脘部烧灼不适、疼痛，隐隐吐清水，喜暖喜按，纳食减少，神疲乏力，甚至手足不温，大便溏薄，舌质淡红，苔薄白，脉细弱。治以温中健脾和中，药用秦氏黄芪建中汤合保和丸化裁，药用太子参、黄芪、白芍、桂枝、干姜、甘草、高良姜、当归、川贝母、乌贼骨、白术、保和丸等。

5. 脾胃阴虚型

主要表现为胸骨后及胃脘部烧灼不适、疼痛隐隐，口干咽燥或口渴，大便干燥，舌红少津，脉多弦细。治以养阴益胃，和中健脾，可用生脉散、沙参麦冬汤、保和丸化裁，药用太子参、麦冬、五味子、沙参、玉竹、扁豆、黄精、石斛、郁金、茜草、甘草、保和丸（方中半夏易为竹茹）。

八、谈便秘辨治

验案举例　祝某是一位42岁的女士，诉10年里大便排出不畅。其10年前生育后即经常出现大便排出不畅，有时稍干，有时并不干结，但排出困难。曾到省、市、县多家医院检查求治，除诊断乙状结肠稍有冗长外，没有发现阳性体征。服促胃肠动力药或多种泻下药，有时有效，有时反加重。每当排便时异常用力，才可排出少量大便，且气喘不止、头晕心悸。时见面色萎黄，消瘦，动作缓慢，口干口苦，舌淡，苔薄，脉细沉。西医诊断：乙状结肠冗长；中医诊断：便秘。辨证：气虚血亏，肠道失润，升降失和。治则：益气养血，调理中焦。方以培土燮理汤加减。处方：陈皮10 g，半夏10 g，茯苓20 g，炒莱菔子15 g，焦山楂15 g，建曲12 g，连翘10 g，党参15 g，白术12 g，桃仁10 g，当归15 g，肉苁蓉6 g，制何首乌6 g，炙甘草6 g，大枣5枚。15剂，水煎服，每日1剂。

二诊：排便明显顺畅，无临厕努挣，面色亦较前红润。效不更方，继续服用15剂，排便基本正常。

临床当中，根据"便质"，李老把便秘分为假性便秘和实性便秘。一般说来，正常便质，或仅稍有干结，努挣乏力，当属"假性便秘"，其多由忧愁思虑过度，情志不舒，或久坐不动，使气机郁滞，不能畅达，通降失常而秘结；抑或劳倦饮食内伤或病后、产后、年老体虚之人，气血两亏而形成，治当调理气机。大便干结，口干口臭，多属"实性便秘"，其多由患者素体阳盛，或恣饮酒浆，过食辛热厚味，以致胃肠积热，伤津耗液；或伤寒热病之后，津液大伤，肠道津亏液干而成，治宜和其阴阳。总之，对于其治疗，应以和为先，和法有调气养血，有和其阴阳。具体应用时，肺气郁闭，治以宣降；气机郁滞，治以顺气；中气不足，治以益气；津血亏损，治以滋阴养血；脾肾阳虚，治以温阳；寒邪凝滞，当以散寒。

李老认为，此患者大便排出不畅10年，便质多属正常，以排出不畅为主，当属"假性便秘"。便秘虽属大肠传导功能失常所致，但必与气虚、气滞、血虚有关。因气虚、气滞则大肠传送无力；血虚则津枯不能荣润肠道，无水行舟而秘结。其治疗当以和法为主，具体应以调和气血之法。虚者补之，滞者行之，以增加肠道推动之力；血虚当补血活血，使肠道得润，即增水行舟之法。但气为血帅，血为气母，气病必及血，血病也必及气，故理气与调血不能截然分开，而当并行，即调和气血为基本大法，只是偏重于气分或血分而已。但气血失衡并不一定会致秘，只有其引起肠内传导、升降功能失常才可秘结，而秘结反过来又加重肠内传导升降功能的进一步失常，两者互为因果。又便秘不通必致瘀热内生，故当消积清热与调和气血并行。本案以培土燮理汤加减治之。该方取保和丸在于调整脾胃功能，使其充分消化吸收各类营养，也包括充分吸收药物本身，以使药物更好地发挥疗效；党参、白术补气健脾；桃仁、当归、肉苁蓉、制何首乌补血活血、润肠通便；大枣、炙甘草健脾和中。化源充足、正气得复、精血得生、瘀结得除，而秘结自可消失。

便秘是临床中常见症状，病因很多，机理也相当复杂，治疗上应明辨脏腑虚实，善调阴阳气血，不能拘泥一方一药。若滥用攻下，信手拈来大黄、芒硝、番泻叶之类，虽可暂时通便，实难长久奏效，反会伤及正气，贻误治疗时机，犯虚虚实实之戒，而形成顽固性便秘。

九、脾胃病用药探析

脾胃病是以脾胃不和、升降失调为主的消化系疾病。脾属太阴湿土，多阴多湿，多阴少阳，喜燥恶湿，主运化及统血，以升为宜；胃为阳明燥土，多气多火，多阳少阴，喜湿恶燥，主受纳腐熟，以降为顺。在正常情况下，脾主升、胃主降，脾主湿、胃主燥，脾主运、胃主纳，以此运纳相合，燥湿相济，升降相应，共同生化气血，营运周身，而成为后天之本。

脾胃生理过程又与肝密不可分。肝主疏泄，一方面疏泄情志，一方面疏泄脾胃。脾胃对水谷的消化吸收和对精微物质的输布，一方面需要得到气的疏导作用，才能顺利进行，一方面也需要得到胆汁的帮助，这两者均离不开肝的疏泄作用。所以，肝随脾升，胆随胃降，肝木疏土，助其运化之功，脾土营木，成其疏泄之用，两者相辅相成。《素问·五脏生成》云"脾之合，肉也……其主肝也"，《素问·宝命全形论》云"土得木而达"，可见情志畅达，气血调和，脾胃才能运纳协调。

而在病理上，脾胃疾病的发生，也与肝脏有密切的关系。唐容川在《血证论》说："木之性主于疏泄，食气入胃，全赖肝木之气以疏泄之，而水谷乃化。设肝之清阳不升，则不能疏泄水谷，渗泻中满之证，在所难免。"

由于肝与脾在生理和病理上的关系如此密切，所以在脾胃病的治疗中，不可忽视从肝论治，需疏肝和胃，注重调和气血。

从现代临床研究看，无论什么疾病，都有不同程度的脾胃不和，其关键在于一为情志、一为饮食，此二者可以导致任何疾病的发生。而所有疾病又大都有不同程度的情志和饮食失调。推而广之，疏肝和胃法又可成为治疗一切疾病所不可缺少的方法。

《杂病源流犀烛》说："胃痛，邪干胃脘病也……唯肝气相乘为尤甚，以木性暴，且正克也。"叶天士说："肝为起病之源，胃为传病之所。"脾升胃降赖以肝气疏泄条达。情绪不畅，忧愁郁愤，肝气不舒或肝火横逆，易致肝木克土。大凡肝脾不调，需要肝脾同治。治肝当分肝旺与肝郁，疗脾应分脾虚与脾滞，故可以疏肝解郁与抑肝缓急两法先后或同时运用。肝木犯胃或土虚木郁所致的胃痛，久必酿成痰浊或血瘀之证，血伤入络，气血俱病，气为血之帅，血随气行，气滞日久可致瘀血内停，治疗时宜根据不同的情况，采用不同的治疗方法。

临床上，调肝和胃之法，多以保和丸、四逆散、半夏厚朴汤、小柴胡汤、半夏泻心汤、金铃子散、逍遥散、左金丸、柴胡疏肝散等疏肝、清肝、柔肝、平肝兼以和胃。

用药方面有如下特点。

1. 疏肝和胃理气药的选用

在疏肝和胃选择理气药时，重视药物的个体功用，务求选药精当，如：

· 青皮：入肝、胆、胃经，疏肝散结，破气消滞，凡肝气郁滞、土壅木郁者所致脘腹胀满、胁肋疼痛、呃逆、嗳气频繁者，皆可用之。

· 郁金：入肝、胆经，功可活血止痛，行气解郁，为"血分之气药"。

· 陈皮：保和丸方中之陈皮辛温香窜，理气和胃，健脾化湿，为脾胃宣通疏利之要药，能燥能散，能补能泻能和，同补药则补，同泻药则泻，同升药则升，同降药则降，故主行气健胃。

· 枳壳：破气消积，利膈宽中，消胃脘胀满，除大小肠之不通。

· 木香：行气调中，用于脾胃气滞，其辛散，苦降温通，芳香而燥，可升可降，通利三焦，尤善行脾胃之气滞，为行气止痛要药，兼能健脾消食。其行气作用较陈皮为强，常用于脘腹气滞胀痛，呕吐泻痢，里急后重，与黄连伍用为香连丸；另外食积不化、不思饮食，与保和丸伍用多获佳效，为三焦宣滞之要药。本药常用于补剂之中，疏通气机，以免滋腻重滞，可获补而不滞之效。《本草纲目》赞其可"散滞气，调诸气，和胃气"（引张元素）。

· 砂仁：芳香理气，醒脾开胃。张元素《医学启源·药类法象》云："治脾胃气结滞不散。"

2. 疏肝和胃，注重对药的应用

· 当归、白芍同用：盖当归味甘，辛温而润，补血和血，润燥止痛，为血中气药，长于动而活血，辛香性开，走而不守，甚合肝之特性；白芍苦酸微寒，养血柔肝，缓中止痛，敛肝之气，为血中阴药，善于静而敛阴，酸收性合，守而不走。二药合用，辛而不过散，酸而不过收，一开一合，动静相宜，能养血柔肝，滋润胃腑，收敛肝气，通行气滞而土木皆安。

· 柴胡、枳实同用：柴胡质轻而散，升发清阳，疏肝解郁；枳实质重而沉，降泻而下气消痞。二者一升一降，疏肝理脾。

· 苍术、白术同用：苍术健脾平胃，燥湿化浊，升阳散郁，祛风湿；白术补脾燥湿，益气生血，和中安胎。苍术苦温辛烈，燥湿力胜，散多于补，偏于平胃燥湿。二药伍用，一散一补，一胃一脾，则中焦得健，脾胃纳运如常，水湿得以运化。

· 枳实、厚朴同用：两药均为行气除满要药。枳实偏寒，专破胃肠结气，消积导滞，以除痞为主；厚朴偏温，善降胃肠之气，宽中化滞，厚肠运脾，以除胀为主。

3. 老年脾胃病疏肝和胃用药

老年患者常有多个脏腑功能衰减，易正虚邪实的病理特点，用药应轻柔，以顾护脾胃；应运补兼施，动静结合，方可补脾而不碍运，攻邪而不伤正。

胃为多气多血之腑，胃病日久，久病入络，络伤血痹，络道阻塞成瘀，肝气郁结，气郁日久，导致血瘀，因此胃病应注意调和气血，尤当注意和络、活络。《血证论·吐血》曰："气为血之帅，血随之而运行；血为气之守，气得之而静谧。气结则血凝，气虚则血脱，气迫则血走。"因此气血关系密切，气行则血行，气滞则血瘀。用药时除疏肝和胃药物外，另配以当归、丹参、郁金、三七粉、赤芍、茜草等化瘀通络。通络药物应力戒温燥，以凉润化瘀为主。如此，瘀血一去，胃络自通，脾胃升降有序，气机调达，则病必痊愈。

十、谈缺血性中风治疗经验

脑梗死又称缺血性中风，属于中医学"中风"范畴。关于中风病的命名，《内经》虽无中风病之称，但有"偏枯""仆击""击仆""薄厥""卒中""偏瘫"等诸多相关描述；《临证指南医案》始以"内风"名之；至《医学衷中参西录》提出"内中风""脑充血""脑缺血"等概念。临床以突然昏仆、半身不遂、口舌㖞斜或失语、偏身麻木等为主症，好发于中老年人，具有发病率高、致残率高、复发率高和治愈率低的特点，故《医门法律》记载：

"中风一证，动关生死安危，病之大而且重，莫有过于此者。"

李老对缺血性中风的治疗认识如下。

中医认为缺血性中风是由于阴阳失调，气血逆乱产生的风、火、痰、气、瘀等病理因素导致脑脉痹阻，失于濡养而致神明失用。本病多属本虚标实，发病初期以标实为主，后期正气在病邪的攻击下急速溃败，多以正虚为主。本病病位在心脑，与肝肾密切相关。历代医家对中风病的病因病机有不同的认识，汉唐时期的"外风致病"、金元时期的"内风致病"、明代的"内伤外感相兼致病"，以及近代的"肝风内动致病"，致病因素皆不离虚、风、火、痰、气、瘀等。有关"内风"致病，临床中研究较多，其仍占主导地位，但是在临床治疗方面却遇到瓶颈，这使人不得不反思。李老认为，随着现代生活方式的改变，增加了外风致病的危险性，像长期使用空调，加之内虚，容易邪中经络，因此，对"外风"学说应重新认识。同时，对于致病因素，李老认为要始终重视痰瘀在发病过程中的作用。

1. 重视"外风"

唐宋以前，多以"内虚邪中"立论，即"外风"论，认为风邪外袭虽是引发中风的直接原因，但脏腑失和导致的营卫不足、气血亏虚是其内在基础。《素问·风论》说："风中五脏六腑之俞，亦为脏腑之风，各入其门户所中，则为偏风。"《灵枢·刺节真邪》云："其中人也深，不能自去……虚邪偏客于身半，其入深，内居营卫，营卫稍衰，则真气去，邪气独留，发为偏枯。"提出了"外风"导致中风的理论，认为"外风"乃是中风病的病因。汉代张仲景《金匮要略·中风历节病脉证并治》曰："浮者血虚，络脉空虚，贼邪不泻，或左或右；邪气反缓，正气即急，正气引邪，喎僻不遂。"首先提出中经络、中脏腑的证候分类，以区别不同程度风邪入中的情况。隋代巢元方《诸病源候论》也记载："脾胃既弱，水谷之精，润养不周，致血气偏虚，而为风邪所侵，故半身不随也。"进一步指出，中风是由于气不足，复感风邪所致。宋代严用和《济生方·中风论治》说："若内因七情而得之者，法当调气，不当治风；外因六淫而得之者，亦先当调气，然后依所感六气，随症治之。"龚廷贤《万病回春》则明确提出："真中风者……真气耗散，腠理不密，风邪乘虚而入，乃其中也。"喻嘉言《医门法律》指出："风从外入者，必挟身中素有之邪，或火或气或痰而为标邪耶。"由于中风证候复杂多变，临床疗效也不甚满意，而中风之发病又的确存在"善行而数变"的特征，证候学上往往也表现出恶寒、发热等邪伤肌表的特征。因此，外风论的思想应被我们重新思考。

祛外风的方剂，李老首选大秦艽汤，其源于《素问病机气宜保命集·中风论》："中风外无六经之形证，内无便溺之阻格，知血弱不能养筋，故手足不能运动，舌强不能言语。宜养血而筋自荣，大秦艽汤主之。"大秦艽汤组成：秦艽、甘草、川芎、当归、白芍、细辛、羌活、防风、黄芩、石膏、白芷、白术、生地黄、熟地黄、茯苓、独活。其具有祛风清热、益气养血、疏通气血之功效。临床中加减应用得当，对中风的治疗效如桴鼓。

2. 重视痰瘀

当前随着人们生活水平的提高和饮食结构的变化，痰瘀两者在本病中所占的地位越来越重要，痰瘀互结不同程度地存在于脑梗死的整个过程。《灵枢·百病始生》云："猝然外中于寒，若内伤于忧怒，则气上逆，气上逆则六腑不通，温气不行，凝血蕴里而不散，津液涩渗，着而不去，而积皆成矣。"《丹溪心法》亦云，"中风大率主血虚有痰""痰挟瘀血，遂成窠囊"，并主张"治痰为先"。《本草新编》更明确指出，"中风未有不成于痰者也"。痰和瘀俱为脏腑功能失调的病理产物，尤以中焦脾胃功能失常最为关键。脾主运化，为生痰之源。如脾气虚衰，或脾胃升降功能失常，运化功能减弱，水谷精微不能正常运化，则聚而成痰。脾胃运化失职，并不在于"虚"，而是在于：其一，脾胃负担过重，超过了其运化承受能力；其二，肝胆疏泄失职，不能助脾健运，脾化失职，导致体内过多水湿停留，聚集而生痰。如痰停留于经脉，则会阻滞气血运行，使血运不畅而为瘀，故脾胃负担过重、运化失职为本病发病的前提。

有关痰瘀的治疗，汉代张仲景的《金匮要略·中风病脉证并治》中就有"侯氏黑散治大风"的记载，开创了痰瘀同治中风之先河。元代朱丹溪在《丹溪心法·中风》曰："中风大率主血虚有痰，治痰为先，次养血行血""半身不遂，大率多痰，在左属死血少血，在右属痰有热，并气虚。左以四物汤加桃仁、红花、竹沥、姜汁，右以二陈汤、四君子等汤加竹沥、姜汁""若先不顺气化痰，遽用乌附，又不活血，徒用防风、天麻、羌活辈，吾未见能治也"。清代喻嘉言在《医门法律·中风病》中指出，中风病由荣卫气弱，致津凝血滞，津凝成痰、血滞为瘀，主张治疗中风病应在益气的基础上，化痰祛瘀同时并举。

针对痰瘀互结这一病机，李老以和中消痰、化瘀通络为治疗大法。因脾为生痰之源，如脾失健运，则致水湿停留，聚湿而生痰。而目前多数患者脾胃运化失职不是由于"虚"，而是由于脾胃负担过重，超过其运化承受能力所致。故治疗应以和中消食为先，藉以除壅滞，开化源。以自拟和中通络汤对其进行治疗，基本方：山楂10~12 g，神曲12~15 g，陈皮12~15 g，半夏12~15 g，茯苓30 g，连翘10~15 g，炒莱菔子12 g，三七3 g，丹参30 g，全蝎10 g，地龙30 g，赤芍20 g。加减：舌苔黄腻、口苦者，去半夏，加竹茹10 g，黄连10 g；伴头晕头痛、血压高、肝脉旺盛者，加夏枯草30 g，石决明30 g；伴心中烦躁、大便秘结者，加大黄6 g，芒硝10 g。

验案举例 王某，男，48岁，新蔡县武装部干部。1976年7月5日下午初诊。患者于1天前，因洗澡时出汗较多，右上肢无力，右手拇指、示指麻木，时测血压150/100 mmHg，服降压药2片（具体不详），未见明显好转，后又出现言语謇涩，遂入院治疗。入院症见：右侧肢体活动不利，言语謇涩，口向左偏，纳眠可，二便调。测血压130/80 mmHg，胆固醇4.79 mmol/L。西医诊断为脑梗死；中医诊断为中风，按邪中经络论治。方用大秦艽汤和补阳还五汤化裁：黄芪15 g，地龙12 g，当归12 g，赤芍9 g，川芎9 g，红花9 g，桃仁9 g，秦艽12 g，防风6 g，全蝎6 g，丹参15 g。另用水蛭（滑石粉炒）研为细粉，每次1 g，每日2次，口服；小白花蛇10条，研为细粉，每次0.5 g，每日1次，冲服。西医按脑血栓形成给予常规处理。15天后右侧肢体无力较前恢复，言语较前流利，口角不歪，余情况可。本案系中风（中经络），内因是发病根本，外因是发病条件。中风虽有内外风之说，但与外因息息相关。

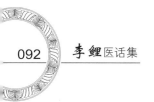

十一、略谈偏头痛治验

偏头痛属于中医"头痛"的范畴，多以头部一侧或两侧反复发作的搏动性头痛为特点。本病致病因素多为风、火、痰、瘀，涉及脏腑为肝、脾、肾，气血、阴阳、脏腑功能失调为病之根本，六淫、七情、劳逸失度为发病诱因。发作期以实证为主，缓解期虚实并存。有关本病，历史上有较多文献对其记载。《灵枢·厥病》记载："头半寒痛，先取手少阳、阳明，后取足少阳、阳明。"李东垣《兰室秘藏》指出："如头半边痛者，先取手少阳、阳明，后取足少阳、阳明，此偏头痛也。"朱丹溪则在《丹溪心法》中提出："头痛须用川芎，如不愈，各加引经药。""头风，属痰者多，有热，有风，有血虚。在左属风，薄荷、荆芥；属血虚，川芎、当归。在右属痰，苍术、半夏；属热，酒芩为主。又属湿痰，川芎、南星、苍术。偏头风在左而属风者，用荆芥、薄荷，此二味即是治之主药。"

该病具有反复发作的特点，李老在临床上发现瘀血在该病发病过程中起着重要的作用。现代生活节奏快，工作压力大，饮食结构也发生着巨大变化。饮食、内分泌及精神因素等与偏头痛的发病有一定关系。"治病必求其本"，可以认为，现今偏头痛的发生根本在于肝、脾、肾，"通则不痛"，瘀血为主要病理因素。病初在气在经，病久则入血入络，久痛不愈或气滞血凝，或气虚血停，或风瘀阻窍，或痰瘀凝塞，或颅脑外伤，致瘀血阻窍，血行凝滞，头痛作矣。临床中根据引起瘀血的原因将其分为4个证型。

1. 外伤脉络，瘀阻窍络

外伤跌仆，损伤血脉，血液凝滞，阻塞脉络，不通则痛。症见：头痛如刺，痛处不移，有头部外伤史，可有一过性昏迷、不省人事，醒后觉头晕头痛，可伴恶心欲吐，舌质淡红，舌体无或有瘀点、瘀斑，苔薄白或薄黄，脉弦或涩。治宜活血化瘀，通窍止痛。方选通窍活血汤加减。药物组成：桃仁、红花、当归尾、赤芍、磁石、远志、茯苓、陈皮、半夏等。

2. 肝郁气滞血瘀

素体情志抑郁，肝失疏泄，气机不畅，气滞血瘀，或头部复受外伤，脉络瘀阻而致头痛，正如《医学入门》云："瘀血痛有常处，或忧思逆郁……"症见：头部胀痛或刺痛，痛有定处，以两侧为甚，随情志波动而有起伏，可伴口苦口干，心烦易怒，舌质带紫，苔薄白或薄黄，脉弦。治宜疏肝解郁，活血祛瘀。方选丹栀逍遥散加减。药物组成：栀子、菊花、柴胡、当归尾、茯苓、夏枯草、磁石、牡蛎、桃仁、红花、川芎等。

3. 气阴两虚血瘀

头部外伤后用辛温之药太过，或耗气伤阴，或本为气阴两虚之人，头部复受外伤。因气为血帅，气行则血行。气虚则血脉鼓动无力，血行不畅，导致瘀血内阻。而阴液为血液的重要组成部分，阴液亏损，血脉不充，血行不畅，凝聚阻遏而致头痛。症见：头部钝痛或疼痛如锥刺，痛处不移，入夜尤甚，伴全身疲倦乏力，少气懒言，面色无华，头晕目眩，形体消瘦，两目干涩，视物昏蒙，口干不欲饮，舌质有瘀点或瘀斑，苔少，脉沉细弱或细涩。治宜益气活血，益阴化瘀。方选通幽汤合当归补血汤加减。药物组成：生地黄、玄参、麦冬、沙参、黄芪、党参、枸杞子、桃仁、红花、川芎、赤芍等。

4. 外邪入络，瘀血凝聚

外感病后，失治或误治，病邪久留，致脉络闭塞，血液凝聚停留而致头痛。盖头为诸阳之会，清阳之府，纯真而不容邪气所干。外邪侵袭，首犯巅顶，邪气稽留，抑阻清阳，日久血行不畅而成瘀。症见：头部胀痛或如针刺或跳痛，痛处固定，夜寐欠佳，舌质淡红，边有瘀点或瘀斑，苔薄白，脉沉弦或弦紧。治宜祛风通络，活血化瘀。方用血府逐瘀汤合川芎茶调散加减。药物组成：川芎、防风、桃仁、红花、当归尾、赤芍、白芷、柴胡、细辛、地龙等。

另外临床中治疗偏头痛需要注意两点：①引经药物的应用。《冷庐医话·头痛》云："头痛属太阳者，自脑后上至巅顶，其痛连顶；属阳明者，上连目珠，痛在额前；属少阳者，上至两角，痛在头角。以太阳经行身之后，阳明经行身之前，少阳经行身之侧。厥阴之脉，会于巅顶……"张仲景《伤寒论》中也提出了头痛及证治，如太阳经头痛，用麻黄、桂枝汤；阳明经头痛，用承气汤；少阳经头痛，用小柴胡汤等。朱丹溪也明确提出："头痛须用川芎，如不愈，各加引经药。太阳川芎，阳明白芷，少阳柴胡，太阴苍术，少阴细辛，厥阴吴茱萸。"②根据久病必瘀、久病入络。在详审细辨的基础上，选用虫类搜风逐瘀通络入肝经之品，如蜈蚣、全蝎、僵蚕、地龙、水蛭、土鳖虫等。正如叶天士谓病"久则邪正混处其间，草木不能见效，当以虫蚁疏通逐邪"，以搜剔络中混处之邪。

十二、谈内伤头痛治验

头痛是最常见的症状之一，是以头痛暴作，疼痛剧烈，或左或右，反复发作为特征的一种临床常见病证。常分为外感头痛与内伤头痛。祖国医学对头痛冠以不同的名称，如"首风""头风""脑风""真头痛""雷头风""巅顶痛"。头痛首载于《内经》，《素问·奇病论》言："人有病头痛，以数岁不已，此安得之？名为何病？岐伯曰：当有所犯大寒，内至骨髓，髓者以脑为主，脑逆，故令头痛。"《素问·风论》又记载："风气循风府而上，则为脑风……新沐中风，则为首风。"《黄帝素问宣明论方·脑风证》："气循风府而上，则为脑风，项背怯寒，脑户极冷，以此为病。"《诸病源候论·头面风候》载："头面风者，是体虚诸阳经脉为风所乘也""诸阳经脉上走于头面，运动劳役，阳气发泄，腠理开而受风，谓之首风"。

"头者，精明之府"，五脏六腑之精华气血皆上注于头，手足三阳经上会于头。头痛与脏腑、气血等密切相关。《证治准绳·头痛》："头象天，三阳六腑清阳之气皆会于此，三阴五脏精华之血亦皆注于此。于是天气所发，六淫之邪，人气所变，五贼之逆，皆能相害。"其病因病机主要有饮食不节，嗜食肥甘厚味，脾脏健运失司，化生痰湿，上蒙清窍，阻遏清阳，而致头痛；或情志所伤，肝脏失其疏泄，气郁化火，上扰清空；或因肾水不足，水不涵木，肝肾阴亏，肝阳上亢，上扰清空，发为头痛；或先天禀赋不足，年老体衰，久病气血亏虚或房劳过度，肾精亏损，髓海空虚，而致头痛。故内伤头痛与肝、脾、肾关系最为密切。其致病因素不外乎风、火、痰、瘀等。李老遵朱丹溪和王清任对该病的认识，特别注重痰瘀在该病发病过程中的应用。

朱丹溪在《丹溪心法·头痛》中认为头痛"多主于痰，痛甚者火多"。他认为其病机与脾虚和气郁有密切联系，脾虚则运化无权，水谷之气悉化为痰；气郁则火逆上，熬炼津液成痰。治疗上，提出分经论治，并重视引经药的应用。清代医家王清任在《医林改错·头痛》中说："头痛……忽犯忽好，百方不效，用此方（血府逐瘀汤）一剂而愈。"此发前人所未发，大倡瘀血之说，为活血化瘀治疗头痛之源。分析当下之人，生活安稳，饮食肥甘厚味较前增多，加之交通工具改善使活动减少，故痰浊、水湿、积滞增多，久之脾虚不运致使水谷不化精气，而成痰浊留于体内。另外，发病后由于气血逆乱，津液运行不畅，又可生痰，而痰又可致瘀，又复可致疾患，终成痰瘀互结，滞涩脉道，气血受阻，清窍失荣。治疗时需运用寓补于消法，渐消缓散体内淤积的多种积滞，恢复脾胃功能，改善症状。

另根据临床经验，李老认为治疗该病时除运用寓补于消法外，仍需紧扣病因病机关键，辨证论治，并提出临床上该病的证治七法：苦寒辛凉法、甘温益气法、苦辛通降法、甘凉濡润法、辛润通络法、潜降浮阳法、温肝化饮法。

1. 苦寒辛凉法

常用于郁热在内、本热标寒证。临床多见患者头痛时作时止，痛势较剧，病程缠绵难愈，常感头部畏风，一旦遇到风寒则加重，伴心烦易怒，口渴喜饮，乏力，大便干，小便黄，舌红，苔薄白或黄，脉沉实。治以苦寒泻火，辛凉散表。方用自拟清火疏风汤：生石膏、黄芩、连翘、苦丁茶、桑叶、菊花、薄荷、白芷、藁本、白茅根、生地黄。若痛势较剧，为久痛入络，血行不畅之故，加桃仁、僵蚕以增强通络止痛之效；若素体脾胃虚弱，饮食不佳，加炒白术、炒山药、焦山楂、炒麦芽健脾和胃，以顾护脾胃。

2. 甘温益气法

常用于清阳不升、脑窍失养证。其症见头痛隐隐，时作时止，遇劳或大饥大饱而加重，舌淡，苔薄白，脉细弱。治以甘温健脾，益气升清。方用益气聪明汤：黄芪、党参、葛根、升麻、蔓荆子、白芍、黄柏、炙甘草。纳食不香加砂仁、焦山楂。

3. 苦辛通降法

常用于湿浊内停、上蒙清窍证。临床症见头痛，头沉，昏蒙不清，逢天阴下雨而加重，精神困倦，或体重便溏，口黏不爽，恶心欲呕，舌淡红，苔白腻，脉濡或细。治以苦辛通降，和胃化浊。方用半夏白术天麻汤合温胆汤加减：半夏、白术、天麻、陈皮、枳实、竹茹、茯苓、蔓荆子、生山楂、蚕沙、炙甘草。口苦者，为湿浊化热之象，加柴胡、黄芩；若头痛久久不愈，面色重浊，体质壮实，大便不稀者，此为顽痰胶固，可用礞石滚痰丸峻下顽痰，浊阴得降则清阳自升。

4. 甘凉濡润法

常用于肝血不足、脉络失养证。临床见患者头部胀痛或跳痛，或性情急躁，劳累后尤其是劳心后发作或加重，或生气郁怒后加重；并伴有血虚证候，如头晕、心悸、失眠多梦或有出血病史，女子月经过多、面色不华，舌淡、脉弦细等。治当甘凉濡润，养血平肝。方用麻菊散加减：生地黄、玄参、玉竹、柏子仁、当归、白芍、菊花、天麻、钩藤、川楝子、生龙骨、生牡蛎。痛重时重用白芍养血缓和疼痛，或酌加何首乌、茺蔚子养血，加白僵蚕通络止痛；心烦失眠者加炒枣仁、夜交藤、知母。

5. 辛润通络法

常用于瘀血阻窍、脑窍不利证。临床症见头痛如针刺，经久不愈，朝轻暮重，或面色晦暗，或口唇紫绀，或口渴不欲饮，舌暗，苔薄白，脉细涩。治以辛润通络，化瘀止痛。方用通窍活血汤加味：桃仁、柏子仁、茜草、红花、赤芍、川芎、土元、地龙、白芷、丹参、蜈蚣、生地黄、生葱白、生姜。遇寒或阴天加重者，加桂枝、制南星。

6. 潜降浮阳法

常用于痰浊阻窍、肝阳上亢证。临床症见头痛连及双耳，急躁易怒，头晕耳鸣，时时有眩晕感，甚则昏厥不知人，移时苏醒，失眠多梦，胃纳不香，大便或干，小便黄，脉弦数，舌苔黄腻。治以潜阳以平降，化痰以升清。方用自拟潜镇汤：珍珠母、草决明、石决明、生龙骨、生牡蛎、竹茹、钩藤、菊花、黄芩、白芍、牡丹皮、炒谷芽、炒神曲。心烦、夜寐差者，加黄连、炒酸枣仁；肝阳之升扰于上者，投与介石之类，以重镇潜降，须配钩藤、菊花之类清在上之风，加入牡丹皮、黄芩以清其气火，使之从下而泄，此可谓因势利导也，风火渐熄，则阴阳升降之道路畅通，头痛自止。

7. 温肝化饮法

常用于肝阳虚弱、水停中焦证。临床见头痛、呕吐清涎，或伴见四末不温，烦躁欲死，舌质淡，苔白滑，脉弦紧。治以温肝化饮。方用吴茱萸汤加减：吴茱萸、党参、炙甘草、大枣、清半夏、乌梅、生龙骨、生牡蛎。使肝阳温则浊阴自降，脾气健而痰饮自化，痛势自缓。

十三、运用对药治疗头痛的经验

头痛是指额、顶、颞及枕部的疼痛，为临床常见的自觉症状。头痛有急慢性之分。如属外邪引起的，应分辨风寒、风热、风湿；如属内伤所致的，应辨虚实。内伤头痛病程较长，其疼痛往往反复发作，时轻时重，相当于现代医学的血管性头痛和神经性头痛，包括偏头痛、高血压性头痛、颈椎性头痛、神经官能性头痛、外伤性头痛及副鼻窦炎引起的头痛等，患者往往痛苦不堪，影响工作和生活。

李老临床中治疗头痛常用药对总结如下。

1. 全蝎、地龙——熄风、通络、止痛

肝阳上亢，阴虚风动是头痛的基本病机之一。现代社会竞争激烈，人们生活节奏较快，精神压力亦相对较大，由于患者长期精神紧张，使得大脑椎基底动脉、中动脉等血流增快，脑血管紧张度高，甚至痉挛，是顽固性头痛的病因。临床配伍组方使用全蝎、地龙祛风平肝、通络止痛是本病的治疗大法之一。

全蝎味辛，性平，入肝经，性善走窜，有良好的熄风止痉、通络散结止痛作用，能引各种风药直达病所。《本草从新》云："治诸风眩掉，惊痫搐

掣，口眼㖞斜……厥阴风木之病。"全蝎临床用于治疗顽固性偏正头痛，能改善患者的椎基底动脉血管痉挛性头痛。现代药理研究证明，全蝎有镇静、抗痉厥、镇痛、抗血栓形成等作用。

地龙味咸、性寒，归肝、脾、膀胱经，《本草纲目·卷四十二·蚯蚓》载："性寒而下行，性寒故能解诸热疾，下行故能利小便、治足疾而通经络也。"现代药理研究证明，地龙能降低血压，对中枢神经系统具有抗惊厥和镇静作用。地龙提取物能延长凝血酶时间，增强纤溶酶原激活物活性；地龙浸出液能直接作用血管使其收缩，也能作用于中枢而使血管舒张。

二药伍用，平肝熄风，调整中枢神经、溶栓、抗凝，共同促进脑部血液正常循环。

2. 菊花、蔓荆子——疏风解热、清利头目止痛

菊花，味辛、甘、苦，性微寒，入肺、肝经，常用于肝阳上亢的头胀头痛。《本草纲目》引甄权言："治头目风热，风旋倒地，脑骨疼痛，身上一切游风令消散，利血脉。"《药性赋》曰："闻之菊花能明目而清头风。"《本草纲目·卷十五·菊》又云："菊花……昔人谓其能除风热，益肝补阴。盖不知其得金水之精英尤多，能益金水二脏也，补水所以治火，益金所以平木，木平则风熄，火降则热除，用治诸风头目，其旨深微。"菊花对于感受风热之邪所致头痛、头晕、目赤肿痛及肝阳上亢、肝风上扰清窍为病机的头痛、头晕有显效。现代药理研究证明，菊花能够降低血压，抑制局部毛细血管的通透性，扩张冠状动脉，改善冠状动脉血流量。

蔓荆子，味苦、辛，性凉，归肝、胃、膀胱经，功能疏散风热、凉肝明目。《药品化义》云："蔓荆子，能疏风、凉血、利窍，凡太阳经头痛及头风、脑鸣、目泪、目昏，皆血热风淫所致，以此凉之散之，取其气薄主升……为肝经圣药。"

古人认为，"诸子皆降，蔓荆子独升"，蔓菊二陈汤、蔓菊四物汤用以治疗痰浊、血瘀、血虚所致的偏正头痛，每有效验。现代药理研究证明蔓荆子所含生物碱、黄酮有镇痛、降低血压的作用，因此菊花、蔓荆子配伍用于

临床并辨证加味组方疗效肯定。

3. 天麻、葛根——平肝熄风、解肌、止痉、止痛

天麻，味甘，性平，有熄风化痰、止痉作用，主入肝经，善熄内风，有自内达外之功，并有祛痰作用。天麻既能熄风，又能祛痰，其辛润不燥、通和血脉、有益筋骨，为"风药之润剂"，临床上不论虚证、实证皆可应用，既可平肝熄风，降低血压，又可治疗头痛。现代药理研究证明，天麻具有镇静、镇痛、抗血小板聚集、预防血栓形成、增加脑血流、降低脑血管阻力、轻度收缩脑血管的作用，且可维持一定时间。天麻治疗血管性头痛之疗效与其能够收缩血管作用关系密切，它可改善血管的顺应性、降低血压，治疗因肝阳上亢引发的头痛效果较好。

葛根，味甘、辛，入脾、胃经，能升发清阳，鼓舞清阳之气上升。《本草经疏》云："葛根……发散而升，风药之性也……"现代药理研究：①对脑血管的作用。葛根黄酮从麻醉犬颈动脉注入，能明显增加脑血管流量，降低脑血管阻力，并随剂量加大作用增强。②对血管平滑肌有明显松弛作用，使外周阻力降低。③对血压的影响。葛根总黄酮、大豆苷元和葛根素对高血压引起的头痛、头晕、项强等有明显疗效，缓解头痛、项强最突出。葛根对血压有双向调节作用。④对微循环的影响。葛根素能增强脑部微血管运动振幅，提高局部微血流量。葛根素尚有抑制血小板聚集的作用，从而预防、治疗高血压头痛引起的腔隙性脑梗死。

天麻、葛根相须为用，可改善脑部血液循环，治疗因椎基底动脉血流增快及双侧中动脉、左侧前动脉、左右椎动脉流速增快或减慢引发的头痛、头晕效果肯定。

4. 当归、川芎、延胡索——养血活血止痛

当归，味辛、甘，辛香而善于走散，功能补血，又能活血通络、散瘀。《本草纲目·卷十四·当归》："治头痛……和血补血。"配伍川芎可活上部瘀血。现代药理研究证明，当归所含当归多糖能促进造血，促进血红蛋白及红细胞的生成，可使白细胞和网织红细胞增加，抑制血小板聚集、抗血栓；当归所含阿魏酸具有抑制肝合成胆固醇及抗氧化清除自由基的作用，可

以保护血管壁内膜不受损伤，使脂质在动脉壁的进入和移出保持正常的动态平衡，阻止血小板附壁形成血栓，抑制脂质沉积于血管壁，从而产生抗动脉粥样硬化的效应，并扩张脑和外周血管，使血流量增加；当归挥发油及其成分藁本内酯、正丁烯酰内酯具有拮抗血小板释放血栓素A_2（TXA_2）引起血管收缩，改善外周血液循环和扩张血管的作用，尚具有抗炎、镇痛作用。当归对治疗急性脑缺血所致头痛，临床应用辨证加味组方，具有明显效果。总之，当归补血又能行血，可攻可补，为治疗血瘀、血虚等所致的头痛最常用的药物之一，有"血中圣药"之称。

川芎，味辛，性温，归肝、胆、心包经。在《神农本草经》中列为上品，既能行散开郁，又擅通行血脉，其气芳香走窜，具有能开能降之双向性，上行头目，下行血海，为治头痛要药。《神农本草经》言其"主中风入脑，头痛"，《药性赋》又言其"走经络之痛""祛风湿，补血清头"，言简意赅地说明了其主治功效。现代药理研究证明，川芎所含生物碱川芎嗪能扩张脑血管、降低血管阻力、增加脑血流量，对脑血管功能有保护作用，并能促进犬缺血性脑损伤的复苏效应。实验亦表明川芎煎剂具有镇痛、镇静作用。川芎可作为引经药，配合辨证方药组合方剂来治疗头部疾患，效果较好。

延胡索，味辛、苦，性温，归心、肝、脾经，辛散温通，为活血行气止痛要药，其功既能入血分以活血祛瘀，又能入气分以行气散滞，尤以止痛效用尤著。李时珍在《本草纲目·卷十三·延胡索》中提到，延胡索"入手足太阴厥阴四经，能行血中气滞，气中血滞，故专治一身上下诸痛"，认为其效极佳，"用之中的，妙不可言"，明确指出延胡索有活血行气、止痛之功，并赞赏有加，言其"能活血化气，第一品药也"。另外《药性赋》有延胡索"理气痛血凝，调经有助"之说。现代药理研究也证明，延胡索所含生物碱有明显镇痛并兼有镇静、安定、催眠作用，对周围神经痛有效。

以上三药伍用又称"三角对"，补血养血、活血通络止痛，用于血虚、气滞血瘀等所致的头痛并配合辨证药物组方，疗效显著。

5. 白芷、僵蚕——祛风止痛

白芷味辛，性温，归肺、胃、脾经。辛散温通活血，善于止痛，入足阳明胃经上行头面，故善治阳明头痛、昏晕、眉棱骨痛；辛香温通，可宣利肺气，升阳明清气，通鼻窍而止痛，可配伍散风寒、清肺热、通鼻窍之苍耳子、辛夷、黄芩及五味消毒饮治疗上颌窦炎、筛窦炎所致鼻塞不通、浊涕不止、前额、眉棱骨疼痛。《本草求真》："白芷……气温力厚，通窍行表，为足阳明经祛风散湿主药，故能治阳明一切头面诸疾，如头目昏痛、眉棱骨痛……且其风热乘肺，上烁于脑，渗为渊涕……诚祛风上达、散湿之要剂也。"现代药理研究证明，白芷所含当归素、白当归脑、氧化前胡素等，具有解热、镇痛、抗炎作用，治疗功能性头痛有效果。白芷善治各种头痛，尤其是对副鼻窦炎引起的前额、眉棱骨处疼痛有显效，但要辨证论治，随症配伍加减组方，方可达到治疗目的。

僵蚕，味咸、辛，性平，归肝、肺经，辛能发散，有祛风止痛之效。《本草纲目·卷三十九·蚕》："散风痰结核、瘰疬、头风……"治疗肝风上扰清空所致头痛，可配伍天麻、菊花、钩藤、黄芩、生白芍等药物协同组方治疗，对顽固性血管神经性头痛、三叉神经性头痛可重用僵蚕加全蝎、蜈蚣、白芷、丹参、赤芍、川芎等药物，效果较好。现代药理研究实验证明，僵蚕含有多种氨基酸、脂肪、蛋白质及镁等多种元素，具有镇痛、催眠、抗惊厥、调节神经、参与脂肪代谢、抗凝血、降血糖、改善高脂血症的功效。

白芷、僵蚕伍用，共奏散风止痛、祛风解痉之功。

关于临床辨证治疗头痛用药，除以四诊所得的材料为依据、现代医学检查结果为参考外，还需考虑患者所处的自然和社会环境、生活状况、心理因素及平素体质状况做出综合判断。现代社会是一个快速发展，各行各业竞争日益激烈的时代，人们劳心思虑，郁怒时生，兼之饮食起居不节，因此病机多虚中夹实，痰浊、血瘀内生，宜用消法。脾胃为后天之本，《灵枢·五味》说："胃者，五脏六腑之海也。"脾胃功能恢复，不仅可以化生气血，营养其他脏腑，更有助于药物的吸收，进而促进疾病恢复，故使用保和丸为主方，以调和中焦，从而使脾胃健运、化源充足。辅以平肝熄风、通络止痛，疏风解热、清利头目止痛，平肝熄风、解肌止痛，养血活血止痛，祛风止痛等诸法，使用上述精选药对，辨证施治组方，药物作用靶点强、效专力宏，从而使阴阳五行、脏腑经络、气血升降和谐，此谓治中焦以灌四旁之理也。

十四、谈眩晕病治验

眩晕病为临床常见之病，历代医家论述颇多，《内经》有"诸风掉眩，皆属于肝"及"上气不足""髓海不足"等论述。河间崇风火，丹溪力倡痰，景岳主虚，归纳起来无非风、火、痰、瘀、虚五端，涉及肝、脾、肾等脏腑，病位在脑。临床辨治要抓住风、火、痰、瘀、虚五个关键，方能不误。

1. 风

因风致眩源于《内经》，且有外风、内风之别。如《灵枢·大惑论》云："邪中于项，因逢其身之虚，其入深，则随眼系以入于脑，入于脑则脑转，脑转则引目系急，目系急则目眩以转矣。"认为外风入脑导致眩晕，明言本虚邪中的病机特点。后世医家发展了这一理论，隋代巢元方在《诸病源候论·风头眩候》中提出了"风头眩者，由血气虚，风邪入脑，而引目系故也"的病源学说，认为肝肾阴虚，气血不足，内外之风邪上犯于脑窍是眩晕发生的基本病机。唐代孙思邈《备急千金要方》言："风眩之病，起于心气不定，胸上蓄实，故有高风面热之所为也。"明代虞抟在《医学正传》中云："风木太过之岁，亦有因其气化而为外感风邪而眩者。"认为眩晕可由岁气太过，人体气化不利，外风作乱所致。《临证指南医案》中华岫云说："所患眩晕者，非外来之邪，乃肝胆之风阳上冒耳。"《医学从众录·眩晕》则直言："盖风非外来之风，指厥阴风木而言。"强调了内风是致眩的病机特点，使因风致眩说趋于完善。此类眩晕因肝阳有余之证，必以介类以泻之，或以咸降，以清泻阳热，而平上升之肝风。常用羚羊饮子加紫贝齿、磁石、石决明、天麻等。若外感风邪，上犯巅顶，眩晕而痛，吹风受凉加重，则用川芎茶调散加减，可酌情加入蜈蚣、全蝎、僵蚕以搜风通络。

2. 火

张仲景《伤寒杂病论》对眩晕之证虽然没有专门论述，但在《内经》基础上进行了发挥，除认为痰饮是眩晕发病的基本原因之一外，亦认为眩晕可因邪袭太阳，阳气郁而不得伸展，邪郁少阳，上干空窍所致。至金代刘完素《素问玄机原病式·五运主病》言："头目眩运者，由风木旺，必是金衰不能制木，而木复生火，风火皆属阳，多为兼化，阳主乎动，两动相搏，则为之旋转。"认为金衰不能制木，致风木旺，风与火两阳相搏则为眩。持此论者还有王肯堂，其在《证治准绳》中认为"脑转目眩者，皆由火也"。张三锡《医学六要》则曰："眩晕，悉属虚火泛上，鼓动其痰，上潮冲动目系……"而何书田在《医学妙谛》中则进一步指出：风、火是致眩之标，而肝肾亏虚、阴精不足才是致眩之本，使因火致眩说更切合临床实际。

3. 痰

因痰致眩说始于《伤寒杂病论》关于痰饮、水湿导致眩晕的有关论述，在《内经》基础上进行了发挥，指出人体受致病因素的影响，气化失常，痰湿、水饮内停，清阳不升，水气不行而致浊阴上逆巅顶、头目而发为眩晕。宋元医家则进一步发展了这一观点，张从正在《儒门事亲·头风眩运》中说："夫妇人头风眩运，登车乘船亦眩运眼涩，手麻发退，健忘喜怒，皆胸中有宿痰之使然也。可用瓜蒂散吐之。"认为本病系由痰实而致，强调祛邪则正安的学术思想。朱丹溪倡导痰火致眩学说，《丹溪心法·头眩》有"无痰则不作眩，痰因火动，又有湿痰者，有火痰者"之说。在治疗上总是不离祛痰，有的偏于化痰祛湿，有的偏于清化痰热，有的偏于化痰熄风，有的偏于祛痰化瘀。方选二陈汤加减，并于每方中均用菊花、蔓荆子二药。菊花《神农本草经》曰"主风，头眩"；蔓荆子因能泄湿降浊，升发清阳，为治上焦头目要药，东垣治头晕耳鸣常用之。故在辨证用药基础上常配用蔓荆子、菊花二味。

4. 瘀

《素问·四时刺逆从论》云："滑则病肾风疝；涩则积，善时巅疾。"说明血脉凝涩与眩晕发病关系密切。虞抟在《医学正传》中云："外有因呕血而眩冒者，胸中有死血迷闭心窍而然，是宜行血清心自安。"认为多种因素致血瘀不行，瘀血停聚胸中，迷闭心窍，火郁成邪，发为眩晕，故治宜行血清心，散其瘀结，则眩晕可愈。此说首次完整提出了瘀血致眩之论。明代杨仁斋《仁斋直指方》云："瘀滞不行，皆能眩晕。"汪机《医宗必读》认为，瘀血停蓄，上冲作逆，亦作眩晕。此后王清任则提出元气虚衰，血气不畅发为"瞀闷"的观点。自此，瘀血致眩说日益完善。治疗用通窍活血一法，治眩颇佳，常以王清任通窍活血汤重用川芎，加通天草、水蛭等以加强破血之力。

5. 虚

《灵枢·海论》云："髓海不足，则脑转耳鸣，胫酸眩冒，目无所见，懈怠安卧。"《灵枢·口问》亦云："故上气不足，脑为之不满，耳为之苦鸣，头为之苦倾，目为之眩。"说明中气不足、肝肾之精亏虚，髓海不充，则脑转耳鸣。严用和认为，疲劳过度，下虚上实，令人眩晕。李东垣则认为脾胃虚弱、元气不足可致头目昏眩。张景岳在《内经》"上虚则眩"的理论基础上，阐述"下虚则眩"的理论，指出："头眩虽属上虚，然不能无涉于下。盖上虚者，阳中之阳虚也；下虚者，阴中之阳虚也。"从阴阳互根原理及整体观念出发认为眩晕"虚者居其八九"。因虚有阴虚、阳虚之不同，更有气虚、血亏之区别，故治虚眩，有育阴潜阳、养血柔肝、益气升阳之不同。育阴潜阳，李老临床常喜用龟板、鳖甲以填补真阴，龙骨、牡蛎以平潜肝阳，配枸菊地黄汤疗效更佳。《柳州医话》云："龙雷之起，总因阳亢，宜滋补真阴。"养血柔肝，药用生地黄、当归、白芍、何首乌、枸杞子、杭白菊、黑芝麻等。益气升阳，药用黄芪、党参、升麻、葛根、蔓荆子、细辛等，或用补中益气汤加减，其中升麻一味，轻清上逸，挟黄芪之补，引脾胃之气上腾，复其本位。

十五、口角歪斜治疗体会

口角歪斜为中风病的主症之一，以口角歪斜、鼻唇沟消失、额纹消失、眼睑不能闭合或单侧不能闭合为主要表现，为临床常见病、多发病。李老临床经验总结如下。

本病证分为周围性面瘫、中枢性面瘫，中医称为"卒口僻""口目僻""口喝""口眼喝斜"。《灵枢·经脉》曰："胃阳明之脉……是主血所生病者……口喝……"《灵枢·经筋》曰："足阳明之筋……其病……卒口僻……"《医林改错·口眼歪斜辨》曰："忽然口眼歪斜，乃受风邪阻滞经络之症。经络为风邪阻滞，气必不上达，气不上达头面，亦能病口眼歪斜。""口眼歪斜，并非歪斜，因受病之半脸无气，无气则半脸缩小。一眼无气力，不能圆睁，小眼角下抽；口半边无气力，不能开，嘴角上抽。上下相凑，乍看似歪斜，其实并非左右之歪斜……"

口角歪斜一症，亦可遵循中风辨证之原则，有中经络与中脏腑之分。风邪中于经络者，则只见口角歪斜；而风邪中于脏腑者，口角歪斜多伴有突然昏仆、不省人事、血压高等症状。中经络之口角歪斜多由于正气不足而风邪侵袭，正如《灵枢·经筋》云："颊筋有寒，则急引颊移口；有热，则筋弛纵，缓不胜收，故僻。"《诸病源候论·风病诸候》载："风邪入于足阳明、手太阳之经，遇寒则筋急引颊，故使口喝僻，言语不正，而目不能平视。"认为外来之邪侵袭面颊部经筋，使面部气血阻滞，筋肉失养，故而发为突然口角歪斜，面部感觉异常，并兼有头痛鼻塞，颈项发紧不舒，颜面肌肉抽动或刺痛。中脏腑之口角歪斜多由于阴阳失衡，气血不和，筋脉经络失养所致，如林珮琴在《类证治裁·卷一·中风论治》中说："口眼喝僻，因血液衰涸，不能荣润筋脉。"患者多伴有昏仆、不省人事或意识模糊，且由于病因不同，表现也不相同。

外风之口角歪斜，多有风邪外袭，客于面部阳明脉络，使气血运行异常，脉络失荣。临床有风寒、风热与风湿之别。三者的共同点是突然发生口角歪斜，有明显外感症状，脉浮，舌苔薄白。其不同点为：①风寒证患侧面肌有发紧或疼痛，皮肤僵硬感觉；②风热证患侧面肌松弛，皮肤有烘热感；③风湿证患侧面肌臃肿，眼睑或有浮肿的表现。

内风之口角歪斜，患者无明显异常感觉，常伴有失语、言语不清或言语不利等症。临床有风阳上扰、风痰阻络和气血双亏之不同。此三者共同点为口角歪斜，面部肌肉麻木不仁，不知痛痒，感觉异常。其不同点为：①风阳上扰，侵袭面部阳明筋脉，经络牵动缺盆及颊，甚则面部肌肉抽动或筋惕肉润。平时患有眩晕、耳鸣等症及面部肌肉麻木。②风痰阻络，气血运行失常，阳明筋脉经络壅滞不利。患者多形体胖，眼失神采，眼胞虚浮，面部多油腻不洁。平素多有痰饮内伏，舌体胖大，苔白滑腻，其表现面部有蚁行感，牙关紧，常伴头晕、目眩、呕恶等症。③气血双亏，不能荣养面部阳明筋脉经络，肌肉失濡，多见于年迈体衰，或久病体弱者，临床上无风象可辨，无寒热可察，只见少气懒言，身困嗜卧，其特点为面部肌肉松弛，脉细，舌淡等。此症也多见于中风后遗症，或产后中风及其他消耗性疾病后期。

依据以上认识，李老认为口角歪斜的治疗大法为养血活血，通络祛风，清热舒筋，缓急止痉。"邪之所凑，其气必虚"，临床上多以血虚风寒化热，血虚风热侵袭经络为主，如《金匮要略》所云："寒虚相搏，邪在皮肤，浮者血虚，络脉空虚，贼邪不泻，或左或右，邪气反缓，正气即急，正气引邪，㖞僻不遂。邪在于络，肌肤不仁……"李老自拟活血祛风养血荣颜方：当归、赤芍、丹参、川芎、鸡血藤、忍冬藤、黄芩、僵蚕、白附子、葛根等。患者服用本方疗程短，见效快。面部肌肉跳动者加蜈蚣、生白芍、白芷；大便干、舌苔黄腻加胆南星；大便不干者用制南星。或服用大秦艽汤加减治疗。

对于该病的治疗，同时需要结合临床分期（通常发病第1~2周为急性期，第2周至6个月为恢复期，6个月后为后遗症期），不同时期配合不同的中医特色治疗，如针灸、外敷、拔罐、膏药等以提高临床疗效。

验案举例1 李某，男，34岁，2012年7月31日初诊。体偏丰，经商，应酬多。自述5天前酒后卧床吹空调导致第二天右侧口角歪斜，经针灸治疗未能缓解。李老诊治，观其右侧眼睑闭合不全，右耳后翳风穴胀痛不适，面部肌肉紧，有蚁行感不适，舌质暗红，苔黄略腻，舌边有齿痕，脉弦滑有力。辨证其为风寒化热，痰瘀阻络，经脉空虚，筋脉拘急，发为本病。以活血祛风养血荣颜方加减，服用28剂，临床症状消失。

验案举例2 梁某，男，47岁，干部，1973年夏在驻马店开会，晨起漱口，觉嘴唇麻木，后喝稀饭时饭从口角往外漏，自觉右侧肌肉无力，口角向左偏，右眼闭合不全，急到医院就诊。当地医院给予维生素B$_1$等药片，恐药不胜病，急返新蔡县人民医院求诊于李老。素有高血压病，体形瘦。检查四肢运动自如，右眼闭合不全，故诊断为口眼歪斜（周围性面瘫）。此为中风之中经络。局部无压痛，遂用针灸引动阳气，并用药艾条灸之。针刺病侧，用补法（弱刺激），穴位定三组：合谷、颊车、地仓、风池；偏历、下关、翳风；阳白、鱼腰、承泣、四白、足三里、听宫。随症加减。针6天休息1天。中药以祛风养血、活血通络为法，方用大秦艽汤化裁：秦艽、防风、当归、川芎、赤芍、地龙、全蝎、僵蚕等，每日1剂。每天晚上热水熏洗1次，在护理上嘱尽量少说话，安心治疗。如此治疗20余日。随诊局部功能无任何障碍，外观亦无后遗症。

口角歪斜临床并不少见，经治疗多能痊愈。其久病体弱，气血不足，当益气养血，熄风通络，补泻兼施，切勿过用风药，以防辛燥；痰热瘀者则化痰清热通络。久病不愈，多因辨证不详，误治或失治所致，其恢复和治愈时间较长，也有面部肌肉痉挛、萎缩，难以复原的。口角歪斜是中风先兆之一，因此认真分析口角歪斜的病因病机，也是防治中风病重要任务之一。

十六、卒中后顽固性呃逆治疗体会

呃逆，古称"哕"，其主要表现为气逆上冲，喉间呃呃连声，声急而短促，并难以自制。现代医学认为呃逆是由横膈膜痉挛收缩引起的，是膈肌受到理化刺激而使膈神经异常兴奋，产生难以自抑的阵发性痉挛呃逆。顽固性呃逆是一种持续48小时而没有停止的痉挛。顽固性呃逆由于痉挛持续发作，会严重影响患者正常的工作和休息，也会影响伴有心肺疾病患者的呼吸功能。呃逆是脑卒中后较常见的并发症，轻者持续数分钟或数小时，重者表现为持续性呃逆，常严重影响患者的进食、讲话、呼吸和睡眠等，给患者带来很大的精神负担，故一旦发现应给予积极治疗。

引起卒中后顽固性呃逆的病因，西医认为其主要涉及消化、呼吸、神经等系统，包括中枢病变、电解质紊乱、上消化道出血、腹压增高、其他因呕吐胃内容物而误吸入呼吸道引起吸入性肺炎，刺激膈肌，均可导致呃逆。西医对其治疗包括对因治疗和对症治疗，其中对症治疗包括非药物治疗和药物治疗。中医认为，引起呃逆症状的病因较多，病情较为复杂，但主要与饮食情志、自身体质有关，如饮食不当，进食太饱、太快，过食生冷，过服寒凉药物等均可诱发。病位主要在胃，病机为胃失和降，胃气上逆动膈而成。一般性呃逆的治疗当遵循《素问·至真要大论》"高者抑之""下者举之"的原则，以调整气机、和胃降逆、宽胸利膈为主。脑卒中后呃逆继发于中风之后，故其除呃逆的一般特点之外，尚有其特殊之处。李老认为主要与脑、肝、脾、肾相关，并寒、热、痰、食、瘀等诸邪相加，终致胃气上逆动膈，而成此病。

中风之发生，乃因气血逆乱，上冲犯脑，其病位虽在脑，但却与心密切相关。著名中医学家任继学教授认为，中风后呃逆主要归结于心、脑，由于脑髓受病，元神受累，神机受伤，神经失统，血脉瘀阻、痰结、热郁、毒生，经络失和，又因心主血脉，脉舍神，脑病后上不能统下，下不能应上，以致心脑神机失调，营卫失和，不能托邪外出，故通过呃逆的方式使邪外达。中风患者多为素体肝肾阴虚，肝风内动，而肝为体阴用阳之脏，肝阴不足，则可致疏泄失司，中焦气机不利；肝风内动，则可横逆犯脾。二者皆可使胃失和降，上逆动膈，诱发呃逆。《丹溪心法·咳逆》曰："咳逆为病，古谓之哕，近谓之呃，乃胃寒所生，寒气自逆而呃上。"中风病多发于中老年人，这部分人阳气渐衰，加之中风后多服用安宫牛黄丸等清热解毒之品，更易损伤脾胃阳气，阳虚生内寒，寒气蕴蓄于胃，上逆动膈则为呃逆。若中风日久，病深及肾，肾失摄纳，胃气不受其制而上逆动膈，亦可导致呃逆的发生。"五脏六腑皆令人哕，非独胃也"，脑、肝、脾、肾终致胃气上逆动膈，而成此病。治疗多采取疏肝理气、和中运脾、温肾镇潜、辛开苦降之法。方以保和丸化裁治疗。

验案举例　淡某，男，80岁，2013年8月23日初诊。于1年半前患脑梗死后出现呃逆反复发作，2～3天发作一次，呃逆短促、不持续，曾经西医治疗效果欠佳。刻诊：呃逆频频，呃声响亮，每分钟呃逆10余次，倦怠、动辄汗出，纳眠尚可，小便调，大便干结，每日一行。观其形体瘦，面色疲惫，询其胃脘无胀满，无呕吐，无恶心症状，听力减退。视其角膜边缘及周围有类脂质沉着，呈灰白色老年环。测血压105/70 mmHg。舌质暗红，苔少多津，脉弦。诊断：呃逆/膈肌痉挛。辨证为肝胃不和，胃失和降。治宜理气和胃，调和中焦，降逆平呃，兼补肾润肠通便。

方药：陈皮15 g，竹茹15 g，茯苓30 g，炒莱菔子15 g，焦山楂15 g，焦建曲15 g，连翘15 g，黑芝麻20 g，肉苁蓉20 g，当归15 g，炒白芍20 g，炒枳壳15 g，姜厚朴12 g，木香15 g，甘草10 g。7剂，每日1剂，水煎服。

二诊（9月2日）：服药第3天呃逆停止，其后服药期间未再呃逆，9月1日晚间又呃逆0.5小时，动辄汗出，大便已转常，脉沉弦，行走困乏，齿痕舌，舌质暗，苔黄腻，脉沉弦。上方加鸡内金20 g，生麦芽20 g，郁金20 g，3剂，用法同上。

三诊（9月4日）：仍有呃逆，但次数减少，动辄汗出，行走易困，舌质暗苔薄黄，脉沉弦，血压110/65 mmHg。上方加清半夏10 g，姜厚朴用至15 g，7剂，用法同上。

四诊（9月11日）：服药期间，前2日仍呃逆，中间3日不再呃逆，后2日仍呃逆，现已不再发作，呃逆时伴有汗出，走路困乏减轻，齿痕舌，舌质红，苔黄腻，脉沉弦。上方当归用至20 g，清半夏用至15 g，10剂，用法同上。

五诊（9月23日）：上方已服9剂，其间呃逆未再发作，纳眠可，舌质暗，齿痕舌，苔薄黄，脉弦。上方清半夏用至16 g，鸡内金用至25 g，3剂，用法同上。

六诊（9月27日）：昨晚呃逆发作严重，呃逆连连不得续，服3剂未见好转，呃逆频发，膈肌疲劳引起呼吸困难，齿痕舌，苔薄少微黄，脉弦。上方加太子参20 g，炒枳壳用至25 g，清半夏易为姜半夏10 g，5剂，用法同上。

七诊（10月2日）：服药后2天未呃逆，现仍呃逆不止，吐白黏液，舌暗红，苔白、后舌部黄腻，脉弦。上方姜半夏用至15 g，炒白芍用至25 g，甘草用至15 g，去太子参，7剂，用法同上。

八诊（10月9日）：呃逆发作次数减少，吐白黏液，舌质暗，苔黄腻，脉弦。守上方7剂，用法同上。

九诊（10月18日）：呃逆继续减轻，呃逆时吐白黏液，二便调，纳眠可，舌质暗红，苔薄黄，脉弦大。上方加白术15 g，7剂，用法同上。

十诊（10月25日）：5天来呃逆未发作，但胃中有气体上涌，其势较缓，纳眠可，二便调，舌质淡，舌苔根部黄，脉沉无力。守上方5剂，用法同上。

十一诊（10月30日）：今晨开始复发呃逆，烧心，口干饮水，苔水滑，脉沉弦。上方姜半夏用至20 g，3剂，用法同上。

十二诊（11月1日）：纳食即吐，胃不受纳，今晨解少量大便，苔薄白，脉沉弦，血压120/70 mmHg。上方加牡丹皮15 g，丹参15 g，代赭石20 g，7剂，用法同上。

十三诊（11月8日）：已有4天呃逆未发作，不呃逆则纳食可，舌体大，苔水滑，脉沉无力。守上方3剂，用法同上。

十四诊（11月10日）：今晨又现呃逆，苔白微黄多津，脉沉弦。上方加黄连10 g，10剂，用法同上。

11月20日电话告知呃逆消失，1个月后电话回访云未再复发，告愈。

按：呃逆为喉间呃呃连声，声短而频，不能自制。病因在于饮食不节，情志不遂，正气虚弱，病机在于胃气上逆动膈，且常与肝肾相关，应标本兼治。方中保和丸化裁功在健脾助运，化痰散结，清热利湿，调降气机，寓疏肝治呃、运脾和胃治呃、温肾通便治呃、调降肺气治呃、调降气机治呃、镇肝平呃于一体。本案为脾胃气虚，痰浊中阻，本虚标实，保和丸健脾助运、降气化痰、有升有降、有化有导、有消有散。代赭石重坠降逆，镇摄肺胃之逆气；黄连苦寒降泻。诸药相合而收功。

十七、失眠治疗体会

失眠是一个独立的疾病，也是临床多种疾病中常见的症状，其主要病机是气血阴阳失和，脏腑功能失调，而导致心神受扰或失养。其轻者仅需在处方中加入安神宁心养血之品，如夜交藤、合欢花、绿萼梅即可见效。而重者或病程日久之顽固性失眠，则需辨病、辨证、审证求因，随症治之。常用的治法有和中宁心安神（保和丸、生脉散、龙骨、牡蛎），和中清肝安神（保和丸、黄芩、生栀子、决明子、钩藤、菊花），和中化痰安神（保和丸、温胆汤、石菖蒲、炙远志、胆南星、天竺黄），和胃安神（保和丸、青皮、郁金、丹参等），和中镇静安神（保和丸、白芍、紫石英、白石英、生铁落、龙骨、牡蛎、磁石、生麦芽），和中补益安神（生脉散、保和丸、归脾丸、白芍），和中滋阴清心安神（保和丸、天王补心丹、石斛等），和中平肝安神（保和丸、六味地黄丸、龙骨、牡蛎），此为常法。取常法不应者，要考虑调和心、肝、脾胃之法，即心、肝、脾胃同治。

1. 心

《素问·灵兰秘典论》云："心者，君主之官，神明出焉。"清代费伯雄《医醇賸义·劳伤》也说："然七情之伤，虽分五脏而必归本于心。"人的正常睡眠由心所主。张景岳在《景岳全书·不寐》中论述道："盖寐本乎阴，神其主也，神安则寐，神不安则不寐。"心的生理功能：①心主血脉。心气具有推动、调控心脏的搏动和脉管的舒缩功能，从而使脉道通利，血流通畅，血液在脉管中正常运行，贯注全身，发挥其营养和滋润作用。心气充足，心的阴阳协调，脉动有力，频率适中，节律正常，血液输布滋养周身，心神得养而寐安。②心藏神。包括主神明和神志。心有统全身脏腑、经络、形体、官窍的生理活动和司精神、意识、思维和情志等心理活动的功能。《内经》有心为"五脏六腑之大主"及"所以任物者谓之心"的记载。心主血脉与藏神功能密切相关。心主血脉正常则能化神、养神而使心神灵敏不惑，而心主藏神功能正常，则能驭气调控心血的正常运行，以濡养周身及心脉而寐安。神不安则不寐。随着现代生活节奏的加快，人们压力增大，易致情绪紧张、压抑，进而郁久化热，扰动心神则不寐，加之现代人作息规律严重紊乱，夜生活丰富，长期熬夜，暗耗肝血，阴血不足，心神最先受累，因而治疗上侧重于"养心阴，宁心神，安心魂，清心安神"以治不寐。

2. 肝

肝有主藏血、主疏泄的功能。《素问·五脏生成》云："故人卧血归于肝。"《灵枢·本神》又云："肝藏血，血舍魂。"肝的藏血功能正常，则魂有所舍。若肝血不足则魂不守舍，可见惊骇多梦、卧寐不安、梦游、梦呓，甚则出现幻觉等症。《素问·刺热》云："肝热病者……胁满痛，手足躁，不得安卧。"《素问·痹论》云："肝痹者，夜卧则惊……"《素问·大奇论》云："肝雍，两胠满，卧则惊……"由此可知，肝郁气滞，肝热壅盛，气郁化火，最终可导致不寐。正如《辨证录·不寐门》中云，"气郁既久，则肝气不舒；肝气不舒，则肝血必耗；肝血既耗，则木中之血上不能润于心"，故不寐。明代秦景明《症因脉治》中提出肝火不得卧："肝主藏血，阳火扰动血室，则夜卧不宁矣。"由此可见，肝体不充，肝用失司，均可致不寐，主要表现为寐而易惊、多梦等。另外，肝气郁结，郁而化热，郁热扰神，也可致不寐。治疗可选用疏肝解郁、清肝泻火、平肝熄风、养肝柔肝之法。

3. 脾胃

脾主运化，生化气血，为心主神的物质基础，脾气实，则五脏安和，神志宁谧；胃和脾同居中焦，司升降，为人体五脏之枢纽，胃气不和可影响心神，所谓"胃不和则卧不寐"。脾胃者，后天之根本，万物皆生于土。脾胃一亏，气血生化之源不足，以致心神不宁。脾胃功能异常而致失眠有几种情况：①影响卫气运行而失眠；②胃气虚衰导致失眠；③胃气通降失常致失眠：若暴饮暴食，超出胃的受纳腐熟能力，胃不胜其劳而受损，造成饮食停积，胃气不得通降，浊邪扰神而致失眠，这也是通常意义上所说的"胃不和"致失眠；④脾胃热盛致失眠；⑤脾胃阴虚致失眠；⑥脾胃虚弱化源不足致失眠：脾胃虚弱，子病及母，心失所养，则心悸、失眠多梦、眩晕健忘。脾主升，升则健，胃主降，降则和，若升降失常，清阳不升，津液不化，浊气随经脉上逆冲心，聚而生痰，湿痰阻络，则失眠。治法多以调理脾胃为主。

失眠本与五脏相关，尤与心、肝、肾关系密切，久病后天之本宜受损，并且久则多见虚证，虚则补之，本意不为错，然一味投以补剂，往往不能切中病机。因失眠属于情志病，虽病位在心，但与肝脏的疏泄功能密切相关，久病多虚多瘀亦多郁，运用保和丸、逍遥散、生脉散、酸枣仁汤化裁，伍以郁金、丹参、甘松以调心肝、脾胃，疏肝解郁，和胃安神。方中运用保和丸一可助药力，使药物被人体充分吸收；二可恢复脾胃运化受纳之功能，如补而不纳出现呕逆、中满、腹胀等。保和丸为朱丹溪所创，功以和胃消食为先，胃主纳谷，为后天之本，本方可助后天运化之力，开生化之源，化源一开，水谷之精微便源源不断进入机体，余脏皆得裨益。不补气而气渐生，不补血而血渐长，不补肝而肝得养，不补心而心得奉，不补肺而肺得培，不补肾而肾得助，并根据郁者达之、瘀者化之、虚者补之，施以相关药物，往往取得较好疗效。

验案举例　孙某，女，65岁，已婚，务农，于2013年7月3日初诊。主诉：失眠2年余。刻诊：患者自述入睡困难，易醒，醒后不易入睡，眼睛想睁睁不开，平素易口干，纳食可，小便正常，大便不成形，右侧下肢疼痛，子宫脱垂。诊其舌质淡红，舌体胖大，苔少，舌中部苔薄白，脉弦滑。血压170/90 mmHg。中医诊断：不寐。证属痰瘀互阻，肝阳上亢证。治宜和中化痰，平肝熄风，清热活血，补益肝肾。方拟李鲤保和汤合天麻钩藤饮加减。处方：陈皮12 g，半夏12 g，茯苓30 g，炒莱菔子10 g，焦山楂15 g，焦神曲12 g，明天麻15 g，钩藤20 g（后下），地龙20 g，石决明30 g，栀子10 g，黄芩15 g，炒杜仲20 g，桑寄生20 g，益母草20 g，夜交藤30 g，续断20 g，甘草10 g，生姜3片，大枣5枚（切）。15剂，每日1剂，水煎取汁250 mL，分2次服。

二诊（7月19日）：服上药后，睡眠明显改善，仍眼睛想睁睁不开，不定时自然闭合，子宫脱垂觉好转，右侧下肢疼痛减轻，口干好转，血压135/80 mmHg，血压基本正常，已不吃珍菊降压片。睁眼乏力，抬眼困难（考虑重症肌无力）。舌暗红，舌体胖大，齿痕舌，苔白稍厚，脉弦滑。患者病情改善，上方加菊花20 g，蔓荆子10 g，葛根15 g，鸡血藤20 g。15剂。

三诊（8月8日）：服上方后，睡眠佳，仍眼睛想睁睁不开，不定时自然闭合，右侧下肢疼痛已不明显，口干消失。舌质红，舌体胖大，齿痕舌，苔白腻，脉弦滑。继续服用中成药消痰通络丸巩固治疗。

十八、谈癫痫治验

癫痫中医名为"痫病"，俗称"羊痫风"，临床以突然意识丧失甚则仆倒，不省人事，强直抽搐，口吐涎沫，两目上视或口中如作猪羊叫声，移时苏醒，一如常人为特征。发作前可伴眩晕、胸闷等先兆，发作后常有疲倦、乏力等症状。其病因历代医家多从先天禀赋不足、母体受邪、饮食失宜、惊风成痫、痰阻窍道、瘀血内阻和虫积为患等方面进行阐述。癫痫的病位主要在脑，涉及心、肾、肝、脾，病理性质属本虚标实，以精气虚损为本，痰瘀阻滞为标，终致脑络瘀塞，髓海失养，灵机失用。癫痫病机复杂，总体概括有痰、热、惊、风、虚、瘀等致病因素，造成脏腑功能失调，痰浊阻滞，气机逆乱。根据癫痫发病时喉中痰鸣，口吐涎沫及四肢抽搐的症状，可知癫痫的发病与痰伏、气逆、肝风关系最为密切。

痰伏致痫，贯穿于整个痫证过程，正所谓"无痰不作痫"。痰为水湿代谢的病理产物，脾为生痰之源，肺为贮痰之器，脑为痰扰之所。痰之所成，究其所因，或饮食失节，脾虚失运，湿浊内生，湿聚成痰；或情志过极，气机郁滞，气血津液停积为痰；或胃肠积热，煎熬津液聚而成痰。痫证发作过程中所见喉中痰鸣，口吐黏沫，为有形之痰；机体活动中所产生的无形之痰，可随气机升降流注全身，闭阻经络，使脏腑气机升降失常，阴阳不相顺接，清阳蒙蔽。有形之痰与无形之痰相互为害，无形之痰使有形之痰阻于咽喉，排出不畅；有形之痰阻碍气机滞其升降、出入之路，又可加重无形之痰所致的神昏、抽搐之症。

陈梦雷《古今图书集成·医部全录·小儿惊痫门》说："癫疾者，逆气之所生也，故因气上逆而发为癫疾。"认为人体内诸气运行有其正常规律，猝受惊恐，气机逆乱，致逆气上巅犯脑，引动肝风，肝风挟痰，迷闭脑窍，故出现猝暴昏仆、四肢抽搐症状，而发癫痫。

癫痫之病机，以风邪致病为首要，风有内风和外风之分。《内经》谓："诸风掉眩，皆属于肝。"内风多与肝相关，肝风之起，多因醇酒伤肝，郁怒不解，肝肾阴虚，或肝阳暴张，风火相煽，循经脉直达巅顶，内扰脑神，脑神失用而发痫证。

痫证之作，因痰伏、气逆、风动所致，故痰消、气顺、风熄则发作自止。治疗本病的关键当以下气消痰、熄风清热为要。李老主张癫痫发作时先行针刺身柱、长强；若频繁发作则于醒后急予汤药调治，着重治标；处于发作间期可配制丸药常服，以防痫症再发。

若症见昏仆，不省人事，四肢抽搐，息粗痰鸣，口吐涎沫，胸闷，心烦不宁，口苦咽干，便秘溲黄，舌红，苔黄腻，脉滑数者，属痰火上扰，蒙蔽心神，李老拟"痫饼"治疗。处方：煅青礞石40 g，海浮石24 g，生、熟牵牛子各40 g，焦神曲120 g，半夏20 g，胆南星20 g，全蝎40 g，蜈蚣20条，郁金60 g，烘干后研末，加白面1 kg，烙成21张薄饼，每晨食1个。也可研末后装胶囊，每次服12粒，每日3次。若发作频繁者，上方减量后投煎剂。本方中煅青礞石下气消痰，平肝镇惊为君。海浮石与青礞石相须为用，可增清肺化痰之力；半夏、胆南星燥湿化痰，清热熄风，共为臣药。蜈蚣熄风止痉，郁金"凉心热，散肝郁"，行气活血，共为佐药。生、熟牵牛子导泻下行，荡涤痰浊，使从肠腑下泻，以宣通清窍；焦神曲入脾胃经，善消食和胃而化痰浊，重用之既可疏解生痰之源，又兼顾护胃气之意，共为使药。诸药相合，共奏豁痰下气、熄风镇痉之功。

若症见牙关紧闭，二目上视，四肢抽搐有力，面赤身热，眩晕，或头痛而胀，大便秘结，舌质红绛，脉弦滑者，属风火亢盛，上犯脑窍，治以重镇潜阳，清热泻火，佐以涤痰定痫之法。方以《金匮要略》中"风引汤"加减。处方：牡蛎18 g，龙骨18 g，赤石脂18 g，白石脂12 g，紫石英20 g，石膏18 g，寒水石12 g，滑石12 g，大黄10 g，干姜9 g，桂枝9 g，胆南星10 g，地龙20 g，全蝎12 g，郁金10 g，甘草6 g。方中牡蛎、龙骨、赤石脂、白石脂、紫石英重镇以潜肝阳之亢；石膏、寒水石、滑石咸寒以泻火；妙在大黄苦寒泻下，使热盛风动得以平熄；反佐以干姜、桂枝之温以制诸石之咸寒；胆南星、地龙、全蝎清化热痰，熄风止痉；郁金清心开窍；甘草调和诸药。

验案举例　张某，男，15岁。患癫痫病已6年，发无定时，数天至半月发作1次，甚则昼夜发病1~2次。发病时突然昏仆，口中如羊叫声，抽搐吐沫，息粗痰鸣，目睛上视，牙关噤急，每次发作2~3分钟，渐醒如常人，仅感倦怠乏力。平素口苦咽干，便秘溲黄，靠西药维持，但仍时有发作。脉滑数，舌质红，苔黄腻。中医诊断：癫痫。证属痰火上扰，蒙蔽心神。治宜豁痰下气，熄风镇痉。处方：煅青礞石24 g，海浮石20 g，生、熟牵牛子各10 g，焦神曲12 g，半夏12 g，胆南星10 g，全蝎12 g，蜈蚣2条，郁金12 g。14剂，水煎服，每日1剂。

二诊：服药期间，仅发病1次，且症状轻微，上方加量后制成"痫饼"（煅青礞石40 g，海浮石24 g，生、熟牵牛子各40 g，焦神曲120 g，半夏20 g，胆南星20 g，全蝎40 g，蜈蚣20条，郁金60 g，烘干后研末加白面1 kg，烙成21张薄饼，每晨食1个）继服3个月。

三诊：服药后3个月内仅发病1次。嘱逐渐减量停服苯妥英钠。后又服验方"痫饼"约半年，未发病，停药观察。随访一切正常。

十九、谈三步法治疗老年痴呆

老年痴呆包括阿尔茨海默型痴呆、血管性痴呆、混合型痴呆和其他痴呆，其中阿尔茨海默型痴呆和血管性痴呆是最主要的两种类型。随着我国人口的老龄化，本病发病人数逐年增加，其是一种严重危害老年人健康的疾病，极大影响老年人的生活质量。李老根据多年的临床经验，提出三步法治疗老年痴呆，为医者提供了治疗新思路，能明显改善患者的临床症状。

与痴呆相关的记载，在《灵枢·天年》中有："人……五十岁，肝气始衰……六十岁，心气始衰，若忧悲，血气懈惰，故好卧。七十岁，脾气虚，皮肤枯。八十岁，肺气衰，魄离，言善误。九十岁，肾气焦，四肢经脉空虚。百岁，五脏皆虚，神气皆去，形骸独居而终矣。"其中"言善误"是老年痴呆的一种临床表现。另在《内经》中有多处相关的记载，并提出脑与元神的关系，认为脑为髓之海，为元神之府。《灵枢·经脉》曰："人始生，先成精，精成而脑髓生。"并认为肾主骨，生髓，通于脑；肾藏精，精充髓，髓荣脑。后世在此基础上，结合临床经验，不断丰富和完善有关痴呆的认识。清代陈士铎在《辨证录》中有"健忘门"，认为"人之聪明，非生于心肾，而生于心肾之交也"，心肾交而智慧生，心肾离而智慧失。张锡纯认为，老年人精气虚衰，气血不足，以致阳化风动，气血上逆，挟痰挟瘀，直冲犯脑，蒙蔽清窍，元神失聪，而灵机记忆皆失。宋代洪迈在《夷坚志》中阐述了老年痴呆的症状、预后：暮年忽病忘，世间百物皆不能辨，与宾客故朋友见面不相识，阅三年乃卒。对于本病，多数医家认为其病机为：肾虚髓亏为本，痰瘀阻滞为标，本虚标实，五脏失调、脑髓失用为其发病的关键。

结合现代医家对该病的认识，李老根据多年临床经验提出本病仍属本虚标实，病位在脑。其发生与虚、痰、瘀有关，且三者互相影响。病之形成主要责之心、肝、脾、肺、肾五脏功能失调。《三因极一病证方论·健忘证治》说："今脾受病，则意舍不清，心神不宁，使人健忘，尽心力思量不来者是也。"《丹溪心法·健忘》曰："此证皆由忧思过度，损其心胞，以致神舍不清，遇事多忘，乃思虑过度，病在心脾。"皆指出老年痴呆与其他脏腑失调相关，尤与心、脾、肾关系密切。其病机多为：情志不遂，五志内伤，元神被扰；痰瘀阻络，清气不升，元神失濡；心血不足，肾精衰少，元神失养，而脑髓渐空，致智能减低，动作不灵发为呆病。其病理关键不外乎虚、痰、瘀。虚：气血亏虚，脑脉失养；阴精亏空，髓海不足。痰：痰浊中阻，蒙蔽清窍；痰火互虐，上扰心神。瘀：瘀血阻滞，脑气不能与脏气相接，灵机、记性皆无。肝肾不足，虚火炼津灼痰，痰滞碍血，终致痰瘀互阻。

据此，李老提出和中化痰以资化源、化痰祛瘀疏通经络、补益脑髓增进智能三步法治疗老年痴呆。三步疗法步步相连，丝丝相扣，察痰瘀之轻重，顾胃气之强弱，畅脉络以行气血，补肝肾以益脑髓，标本同治，虚实兼顾。临证时应根据病情，灵活运用，随症加减，有所侧重，各得所宜。

第一步：和中化痰以资化源法

该法目的是使后天枢轴健运，元神得以滋养。中焦为生化之源，亦为生痰之源。瘀血内生，阻滞脉道，使气血运行不畅，清阳不升，元神失养而发为痴呆。中焦健运痰无以生，气血充盈元神得养，则痴呆可愈。此法适用于符合痴呆诊断，兼有纳呆、胸腹胀满、舌苔厚腻、脉弦滑的患者。方选保和丸加远志、郁金、石菖蒲。苔黄腻者加胆南星、黄连、天竺黄；苔薄黄者加炒枳实、竹茹；纳差者加炒鸡内金、焦麦芽等。

第二步：化痰祛瘀疏通经络法

该法目的是使脉道通利，气血得以畅行。此法适用于符合痴呆诊断，兼有面色暗滞不泽、舌质紫暗不华、舌底脉络迂曲或有瘀点、脉沉涩或弦细，以及患有高脂血症、高黏血症、红细胞聚集症或颈椎骨质增生者。常用方剂为保和丸合荆菊四物汤（四物汤加蔓荆子、菊花）加丹参、桃仁、红花。舌尖红、心烦不宁者加焦栀子、牡丹皮；大便干者加生大黄（后下）；睡眠差者加紫石英、甘松等。

第三步：补肾益髓增进智能法

该法目的是使先天得滋，精髓得以充养。经过前两步的治疗，患者饮食增进，脉道渐通，则虚者可补。在补的同时，并要兼顾痰瘀这两大病理因素，随症治之。肝肾亏虚偏于阴虚者用左归丸，偏于阳虚者用右归丸，补肾益精用还少丹。

验案举例　杨某，男，65岁。患者于几天前因家事不和，情志不遂，渐至头晕头蒙，双下肢软弱，行走无力，不欲言语，两目无神，口角流涎，表情呆滞，反应迟钝，计算力、判断力、记忆力减退，纳差脘胀，大便不畅，数日一行，舌质暗红，苔厚腻，脉弦滑。颅脑 CT 示：①多发性脑梗死；②左侧基底节软化灶；③脑萎缩。追问病史，患者既往有高血压病史10余年，2年前曾患脑梗死，经治疗后肢体功能恢复正常，但记忆力、判断力、计算力逐渐减退。结合病史，西医诊断为血管性痴呆，中医诊断为呆病。此次发病，乃因情志不畅，肝失疏泄，气滞痰生，壅阻中焦，清气被遏，元神失养，发为痴呆。辨证为风痰瘀阻，脑脉不通，元神失养。治以理气化痰、祛瘀通络。方用保和丸加减。处方：半夏10 g，陈皮15 g，茯苓30 g，焦三仙各15 g，炒莱菔子15 g，天麻12 g，石菖蒲12 g，远志12 g，郁金15 g，丹参20 g，僵蚕15 g，蝉蜕15 g，海浮石20 g，桑寄生20 g，鸡血藤20 g。15剂，每日1剂，水煎服，分早、中、晚3次温服。

二诊：患者头晕、头蒙减轻，饮食增加，大便每日一行，口角时而流延，走路较前有力，言语增多，时有心烦不宁，舌质暗红，苔白稍厚，脉弦滑。上方去蝉蜕、海浮石，远志加至15 g，加珍珠粉3 g（冲服），川贝母、当归各15 g。20剂，煎服法同前。

三诊：服药后，患者头晕、头蒙消失，饮食及大便正常，走路平稳，记忆力、计算力较前好转，言谈交流，思路清晰，舌质暗红，苔薄白，脉弦细。痰浊已去，肝肾阴虚之象已显。治以补益肝肾、和血通脉，佐以健脾益胃。方用左归丸加减。处方：熟地黄20 g，生山药30 g，山茱萸12 g，枸杞子15 g，怀牛膝15 g，丹参20 g，郁金15 g，桑寄生12 g，鸡血藤20 g，天麻12 g，黄精15 g，珍珠粉3 g（冲服），制何首乌20 g，茯苓15 g，砂仁10 g，当归 12 g，川贝母12 g，远志10 g。煎服法同前。

四诊：上方连服30剂，患者两目有神，反应较前灵敏，表情自然，记忆力、判断力、计算力明显好转，行走自如。为巩固疗效，守上方加牛黄、麝香、三七、鹿茸、紫河车适量，诸药研粉制成丸剂，每次6 g，每日3次，连服3个月。随访2年余，状态稳定，计算力、记忆力、判断力基本正常，肢体活动自如。

二十、重症肌无力的治疗体会

重症肌无力是一种神经-肌肉接头处传递障碍的自身免疫性疾病，临床主要特征是局部或全身横纹肌于活动时易于疲劳无力，经休息或用抗胆碱酯酶药物后可以缓解，病程呈慢性迁延性，缓解与恶化交替，是一种常见而又难治性神经内科疾病。根据其临床症状和体征可归属为中医学"睑废""视歧""喑痱""痿证""大气下陷"等范畴。《灵枢·大惑论》云："五脏六腑之精气，皆上注于目而为之精……精散则视歧。"《素问·痿论》："五脏因肺热叶焦，发为痿躄。""有渐于湿，以水为事……发为肉痿。"《素问·生气通天论》："湿热不攘……弛长为痿。"《诸病源候论》："目是脏腑血气之精华，肝之外候，然则五脏六腑之血气，皆上荣于目也。若血气虚，则肤腠而受风，风客于睑肤之间，所以其皮缓纵，垂覆于目，则不能开，世呼为睢目。"《医宗必读·痿》："阳明者胃也……阳明虚则血气少，不能润养宗筋，故弛纵；宗筋纵则带脉不能收引，故足痿不用。"

重症肌无力常见临床表现为：面肌无力，眼睑下垂，复视，斜视，疲乏倦怠，吞咽无力，饮水呛咳，声低气怯，甚则呼吸困难等。其病因复杂，多由先天禀赋不足，后天供养失调，或情志内伤，或劳倦过度，或为外邪所侵，或疾病失治误治，或病后失养，导致元气亏虚，肝脾肾功能失调而形成。

有关脾、肝、肾与重症肌无力的关系，可从多方加以阐述。其一，脾。因脾胃乃后天之本，气血生化之源，气机升降之枢，五脏六腑、四肢百骸皆依赖于脾胃运化水谷精微以濡养。《灵枢·本神》曰："脾气虚则四肢不用，五脏不安。"《辨证奇闻》云："脾胃居中而运化精微以灌注四肢，是四肢所仰望者，全在脾胃之气也，倘脾胃一伤，则四肢无所取资。"脾主升清，上睑属脾，中气下陷，升举无力，则眼睑下垂；脾主肌肉，气血生化不足，致肌肉无力；脾胃相为表里，脾虚则胃亦弱，气机升降失常，受纳失权，故见饮水呛咳，吞咽无力；脾胃运化水谷精微之气，通过脾散精上归于肺，积在胸中而形成宗气，宗气"司呼吸""贯心脉"，若脾虚气陷，则宗气亦不足，故见气短声低气怯，甚则出现呼吸困难。其二，肝。肝开窍于目，《灵枢·脉度》曰："肝气通于目，肝和则目能辨五色矣。"肝藏血，血随肝经上注于目，目得血养，则目睛清明，闭合自如。肝主藏血，为罢极之本，肝血亏虚，血不养筋，罢极无本，则宗筋弛纵不能耐劳；肝血不足，肝窍失养，肾精不足，精明失养，"精脱则视歧，视歧见两物"，故见复视、斜视。因乙癸同源，肝肾为病，常相互影响，肝血不足，可致肾精亏损；肾虚精亏，水不涵木，非唯肝肾俱亏，亦且生风动血，气机乖乱，聚津生痰，肝风挟痰阻滞经络，筋脉肌肉失养，亦致弛缓痿废；"伤于风者，上先受之"，肝风扰于睑络，痹阻气血，则使眼睑缓纵下垂。其三，肾。肾藏先天之精，《素问·六节脏象论》言："肾者主蛰，封藏之本，精之处也。"人体元气及阴血依赖精气而化生，肾精的盈亏、元气的盛衰决定人体脏腑、组织器官的活力旺盛与否。只有肾精充盈，元气充沛，才能化生气血阴津，濡养脏腑组织。肾阴肾阳为五脏阴阳之根本，久病亦可表现肾阴肾阳不足。

关于本病的治法，依据《内经》中"治痿者则独取阳明"，将中焦脾胃作为治疗的中心。此外，再以"形不足者，温之以气；精不足者，补之以味"作为治法，将药物配伍把握好，以健脾益气、调补肝肾为治疗方法，在补益脾胃药中加入调补肝肾之品，以补、以通、以化。同时，仍需遵循寓补于消之法，开后天生化之源。

重症肌无力临床分型可参照GB/T 16751.2—2021《中医临床诊疗术语 第2部分：证候》，脾气虚弱、肝肾不足、脾肾亏虚三型居多。脾气虚弱（脉细弱）以补中益气汤加减，肝肾不足（舌质淡、脉细）予生脉散合左归丸加减，脾肾两虚（舌质胖淡、苔白水滑、脉沉细）以四君子汤合右归丸加减（人参、黄芪、白术、龟板、何首乌、山茱萸、穿山甲）。

关于本病的用药。

第一，调补脾脏就要顺乎其性，不能逆悖其理。李老在临证中归结为"三宜"：一宜甘温滋养，不宜苦寒辛燥。遣甘温则在补脾中振奋中阳，寓意于阳中求阴，使生化有常；佐以甘滋润养之品，不致损及脾阴，又能顾护胃津，使源流不竭。前者可选党参、熟地黄、黄精之属，后者常用麦冬、山茱萸、沙参之类。二宜升举调畅，不宜泻利破气。补脾中强调升清调畅，则中焦枢机转运，清阳四达，精微敷布。药用升麻、葛根、柴胡、陈皮等。三宜醒脾运中，不宜腻补峻补。长期补气填精的同时，切不能忽略健脾助运，以碍生升之气，当知虚不受补，反受其累，且胃气一败，预后堪忧。故强调在组方中加入醒脾运中之品，如砂仁、甘松等芳香开窍、流气助运。

第二，由于"肾为先天之本，脾为后天之本"，因此李老在辨证论治及遣方用药上多脾肾同治。在运用上视证运法，并重或有所侧重，以及根据许叔微"肾为水火之脏"之理，亦采纳填补肾精主张滋润，同时强调温固下元，在药物上喜选用脐带、制何首乌、酒苁蓉、菟丝子、肉桂等药味。

第三，治疗时可适当地加入一些制马钱子。《医学衷中参西录》中云其"开通经络，透达关节之力，实远胜于他药"。马钱子味苦性寒，虽毒性强烈，但长于开通经络，通达关节，用于重症肌无力有起痿振颓之效。因本品通行之性，可使元气布达于上下内外，若炮制得宜，用量恰当（成人的每日用量是0.5~1 g，宜分次冲服），在辨证治疗基础上，加用马钱子往往取效甚捷。现代药理研究发现，马钱子能够兴奋脊髓，并提高脊髓应激性，同时增加骨骼肌原有的紧张度，以改善患者肌无力状态。

对于本病的治疗，要始终坚持辨证论治，随症灵活加减，方可起到立竿见影的效果。

验案举例1　田某，女，49岁，郑州市人，1981年12月10日初诊。主诉：持续性眼睑无力23年，加重1年。患者于23年前，因分娩后出现左眼睑无力，复视，未予重视，后有所缓解，至第2年病情加重，感觉周身乏力，眼睑下垂，颈项无力，腰酸软，遂就诊于河南医学院第一附属医院（现郑州大学第一附属医院），行新斯的明试验阳性，诊断为"重症肌无力"，经治疗（具体用药不详），多数症状较前好转，但左眼睑无力加重，并伴有右眼睑无力，后持续服中药和西药片剂（不详）治疗，但一直存在双眼睑无力。患者1年前因生气导致病情加重，一只眼完全睁不开，其间坚持服药未见明显好转，于2个月前出现饮水呛咳，咀嚼无力，遂于郑州某三甲医院神经内科治疗，注射新斯的明4次（每次1支饭前用），中间加服3次新斯的明片，每次1片，维持疗效时间不长，并出现口腔分泌黏液如鸡蛋清，有时呼吸紧促、闷气，遂改为吡啶新斯的明，疗效显著（每次1片半，每天3次，新斯的明每日2次，每次1片半），服用半月，呕吐、饮水呛水明显改善。患者为求中医特色治疗，遂请李老诊疗。刻诊见：两目不能睁，双上睑下垂，右目稍有3 mm之缝，头发尚黑，面黑黪胀，下肢腓肠肌已显松弛，肌肉尚润泽，二便尚通畅，舌质暗红，苔薄白稍黄而干（服用有阿托品），脉两手寸关沉滑，两尺均弱。血压140/80 mmHg。

《内经》云："肾者，作强之官，伎巧出焉。"脾主肌肉，脾主四肢，《内经》云"治痿独取阳明"，阳明主肌肉。据脉症本案系肾虚，阳明气血生化不足不能灌注四旁，治阳明者不用正补，而用寓补于消之法，开后天生化之源，肾主先天主脑、主骨、主髓，为运动之本源，脉滑为痰，舌质暗为瘀，既有阳明不濡肾气之虚，又兼痰瘀阻络，故肌无力。诸器官不能正常动作而出现临床诸症，即谓重症肌无力是也。

结合病情，该病属"痿证"范畴。治法以消代补，阳明、少阳两顾，佐以化痰祛瘀。方案如下：

第一方：保和丸化裁。陈皮10 g，竹茹10 g（口干用竹茹，口不干用半夏），炒莱菔子15 g，焦山楂20 g，焦神曲12 g，连翘10 g，茯苓15 g，淫羊藿（15~18 g），山茱萸15 g，枸杞子15 g，丹参15 g，川芎（6~10 g），石菖蒲10 g（先服此方）。

第二方：炒山药30 g，制山茱萸15 g，枸杞子15 g，菟丝子15 g，当归12 g，鹿茸1 g，淫羊藿15 g，陈皮10 g，焦神曲12 g，木香10 g，生姜3片，大枣5枚。

第三方：全蝎6 g，土元6 g，乌梢蛇6 g，蜈蚣6 g，制马钱子1 g，共为粉末，装胶囊服。该患者使用此方时，去制马钱子，因用新斯的明，新斯的明慢慢减去，暂不去掉。等以后把新斯的明全部撤完才加用马钱子，取其性能较新斯的明势缓。

按摩法：取华佗夹脊穴。

二诊：其家属代述，经常呕吐黏液，下颌不能闭合，言语不清，夜间自觉下颌动了2次，服药后有时呕吐，比先前消瘦。守一诊三方，在第二方基础上加党参20 g，白术12 g，黄芪15 g。30剂，水煎服，每日1剂。后随诊各项症状均较前改善明显。

验案举例2 肇某，男，62岁，2013年6月14日初诊。主诉：右眼睑抬起费力3年，伴周身乏力2个月余。3年前因右眼睑乏力，睁开费力，被眼科诊为"斜视"，治疗无效后又被诊断为"重症肌无力"，服用激素治疗2年，效果差。2个月前无明显诱因出现全身乏力，严重时拿不动筷子，吞咽困难，走路无力，视物模糊，复视，纳眠少，大便不成形（已40年），每日2~3次，平时出汗多，易口干，夜间明显，舌质淡红略暗，苔略厚腻，苔根部微黄，舌下静脉无迂曲，脉沉弦。双侧下眼睑眼袋大。血压148/82 mmHg。高血压病史28年，平时服西药降压药控制。曾做胸部CT示：胸腺未见异常。生化检查：血糖、血脂未见异常。

中医学认为，本病发生与脾、肾、肝三脏关系密切，病性以虚为主。病因为外感、内伤、劳倦、禀赋不足，致后天、先天之本亏虚，脾虚水停，精微不能运达，四肢不濡养肌肉，肝肾亏虚，精血不足，不能填髓健骨利筋、上灌瞳神，渐成睑废、视物不清，肌肉萎缩废用。中医诊断：睑废，痿证。辨证为脾肾气虚，痰瘀阻络。治则：益气健脾，寓补于消，滋阴补肾，化瘀通络。保和丸加味：黄芪20 g，白术15 g，枳壳15 g，太子参20 g，麦冬15 g，五味子15 g，当归15 g，陈皮12 g，半夏10 g，茯苓20 g，炒莱菔子10 g，焦山楂15 g，建曲12 g，连翘10 g，鸡内金20 g，甘草10 g。15剂，每日1剂，水煎服。另加鸡血藤颗粒，每次3 g，每日2次，冲服。

二诊：右眼睑抬起无力缓解，仍四肢乏力，自汗盗汗皆有，口干咽干，大便已基本成形，尿频，舌暗红，苔黄中后略腻，脉沉弦，血压140/90 mmHg。守上方太子参用至25 g，麦冬加至18 g，五味子加至18 g，当归加至20 g，黄芪加至25 g，加夜交藤25 g，丹参20 g，桑螵蛸15 g，15剂。鸡血藤颗粒，每次3 g，每日2次，冲服。

三诊：现右眼上睑能睁开，仍乏力，苔薄白，脉沉弦。守上方桑螵蛸加至20 g，15剂。

四诊：右眼睑无力继续改善，四肢无力改善，吞咽困难仍持续缓解，视物模糊，舌质淡，苔黄略腻，脉沉弦，血压160/95 mmHg。守上方丹参加至25 g，15剂。

五诊：仍感周身乏力（服用雅施达引起的副作用），上臂抬起不超过肩，舌质嫩红，舌后根部苔黄腻，脉弦，牙口咀嚼无力，近段时间以来口干。守上方加石斛15 g，南、北沙参各15 g，7剂。西药降压药物改为欣然（硝苯地平），每日30 mg。

六诊：右眼睑睁开、闭目乏力恢复正常，吞咽困难继续缓解，四肢乏力持续减轻，上臂抬举可超过肩膀，仍感视物昏花，舌质红，苔黄根部腻，脉弦。守上方连翘用至20 g，北沙参用至25 g，加竹茹12 g，15剂。鸡血藤颗粒，每次3 g，每日2次，口服。

七诊：右眼睑仍稍乏力，吞咽困难较前明显好转，四肢乏力改善明显，仍视物模糊，舌质红，苔薄黄，脉弦。守上方桑螵蛸用至25 g，15剂。

八诊：诸虚均缓解，仍感劳累后乏力，右眼睑乏力，但吞咽困难较前减大半，现视物模糊严重，眼涩，舌淡，苔薄白，脉弦滑。守上方黄芪用至30 g，30剂。鸡血藤颗粒，用法同上，温开水送服。

九诊：仍感疲劳、乏力，右眼睑时有不适，纳眠可，二便调。舌暗，苔薄白，脉沉细，血压125/90 mmHg。守上方黄芪用至35 g，白术用至18 g，15剂。鸡血藤颗粒，用法同上。

此后又来诊2次，加入枸杞子、山茱萸、杜仲、桑寄生、续断等补肝肾之药，初诊症状消失，体力增加。

二十一、肝病治疗经验

《难经·七十七难》云："见肝之病，则知肝当传之于脾，故先实其脾气，无令得受肝之病邪……"说明肝脾关系密切。肝主疏泄，脾主运化，肝主藏血，脾主统血。肝脾在生理功能上相互为用，病理状态上相互传变，两者关系密不可分。肝主藏血，贮藏和调节全身血量；脾主统血，为气血生化之源。肝脾之间在血液方面有着较为密切的联系。脾气健运，气血生化有源，则肝血充盈；而肝血充足，可以涵敛肝阳，使肝气条达舒畅，才能保证脾之健运，发挥其统血功能。"肝为万病之贼"，五脏之气，唯肝气最活，善干他脏，肝失疏泄，或横逆上扰，或流窜三焦，都会对其他脏腑气血产生广泛的影响，对脾胃的影响则更加迅速而持久。《金匮要略》云："见肝之病，知肝传脾，当先实脾。"说明治疗上肝脾息息相关。

慢性肝炎、肝硬化、轻度腹水等常见肝病的发生，与人们所处的环境及生活状况密切相关。当今社会，人们饮食多甘美、厚味油腻之物，易生痰湿浊邪，饮多酒浆，易生湿热，伤及肝胆、脾胃；加之生活节奏加快，行业竞争日趋激烈，人们费心劳神，焦虑郁怒时生；或因输血等感染病毒之邪、西药损肝药物之毒寄于肝脏，致使肝失疏泄，气机失调，痰浊、湿热、瘀血、毒邪内生，正气亏虚，而诱发肝病。故肝病有虚中夹实或虚实夹杂之证，临床多见脘满纳差、身困乏力、胁痛、目睛黄染等症状。

在治疗上必须抓住中医对肝病的共识病机"湿热毒瘀邪未尽，肝郁脾肾气血虚"。若病情迁延，则肝气郁结，气滞血瘀，脉络壅塞，或脾虚湿滞，清浊相混，水道不通，水液停留，气、瘀、湿等邪久羁，伤肝损脾，久则及肾，既有肝、脾、肾受损之象，又有气滞、瘀停、湿留之征，表现为本虚标实。故治疗不可专以攻邪，而当虚实兼顾，采用疏肝和中健脾治其本、培土荣木解毒治其根之法。肝病若胃实不受补者，可加用培土荣木法，即通过"寓补于消"的途径加用保和丸化裁，增强健脾助运之功能，重点解决患者胁肋疼痛、脘满纳差、身困乏力或肝功能异常等生化、影像学指标，从而使脾胃运化功能复常，肾气充足，肝木得荣，肝脏即可逐渐恢复疏泄条达的功能。在扶正的同时选用清热解毒祛邪之药对，以期正复邪却。李老对于肝病的辨证，多在疏肝解郁的基础上加用健脾清热、活血化瘀、利水消肿之品，根据临床经验，总结为5个相关证型。

1. 肝郁脾虚挟热型

治则：疏肝健脾清热。

方药：丹栀逍遥散合金铃子散。丹皮15~20 g，栀子10 g，当归15 g，白术15 g，茯苓15 g，川楝子10 g，延胡索12 g，青皮15 g，郁金15 g，炒鸡内金15 g，甘草10 g，生姜3片，大枣5枚。每日1剂，水煎服。

2. 肝郁脾虚胃湿热型（素有慢性肝炎，现舌体胖，苔黄腻或白腻，脘满不能食）

治则：健脾，清湿热，疏肝。

方药：保和丸合逍遥散化裁。陈皮10 g，半夏12 g，茯苓20 g，炒莱菔子10 g，焦山楂10 g，焦建曲10 g，连翘10 g，当归12 g，炒白芍15 g，白术12 g，青皮10 g，郁金15 g，生姜3片，大枣5枚。每日1剂，水煎服。

3. 肝郁血瘀型（舌质紫暗，肝大或腹壁轻度怒张）

治则：疏肝理气，活血化瘀，软坚散结。

方药：逍遥散合丹参饮、化瘀汤化裁。当归15 g，炒白芍15 g，青皮15 g，郁金15 g，牡丹皮15 g，丹参20 g，桃仁10 g，红花12 g，制鳖甲20 g，生牡蛎20 g，炒鸡内金20 g，甘草20 g。每日1剂，水煎服。

4. 肝郁血瘀，湿浊停留（多见于肝硬化、门脉高压腹水）

治则：疏肝化瘀，兼以利湿。

方药：五皮饮加减。当归12 g，白芍15 g，黄芪20 g，桑白皮15 g，大腹皮15 g，茯苓皮15 g，玉米须30 g，车前子12 g（包煎），泽泻12 g，猪苓15 g，炮甲1 g，甘草6 g，生姜3片，大枣5枚。每日1剂，水煎服。

注意：阳虚者可酌加炮附子1 g，肉桂1 g，补骨脂6 g，巴戟天6 g，以温阳化气。

5. 肝郁脾虚型（脾虚为主，舌淡苔白，少气乏力）

治则：补虚健脾，佐以疏肝。

方药：归芍香砂六君子汤化裁。党参15 g，黄芪20 g，炒白术12 g，茯苓20 g，陈皮12 g，半夏10 g，木香10 g，砂仁10 g，当归15 g，炒白芍20 g，厚朴12 g，甘草10 g，生姜3片，大枣5枚。

临证体会：

1）慢性肝炎，肝功能减退（转氨酶高），用滋肾补肝法。五味子一味，每天10~15 g，研粉，分3次服，或水煎服，稍加红、白糖均可。

2）茵陈对无黄疸性肝炎及肝细胞损害患者，临床运用效果亦好，有促进肝细胞再生的效果。

3）连翘不但能清热健胃，而且能疏肝利胆，所以为消化系统清热散结要药。

4）鸡内金不仅能消食健脾化滞，而且可助肾利水。

5）黄芪补气固表，实为扩张周围血管及肾血管的良好药物。《内经》云："卫气者，温分肉，充皮肤，肥腠理，司开合者也。"黄芪有实卫之功，故玉屏风散选用它；因可扩张肾血管对利尿有好处，所以在治肝腹水及肾炎时选用；因可扩张周围血管及脑血管，所以可治中风（脑血栓形成、脑栓塞时均用之，小儿脑血管内膜炎也用之，但需加抗风湿及清热药，如大秦艽汤可取其中的秦艽、黄芩、生石膏与黄芪配伍）；对于确诊为急性肾炎者，一定不要用麻黄汤而用黄芪代之，因麻黄可收缩血管，有升高血压之弊，黄芪则与之相反，临床观察用麻黄后可引起鼻衄。

治肝病需活用和谐养肝方，辨证使用其药对，有益气养血、疏肝理气、和中健脾、补肾化瘀解毒等功效。

·当归、白芍：当归有补血活血止痛之功；白芍养血敛阴、柔肝止痛。当归、白芍相须为用，可以养血柔肝，调理气血，缓中止痛。

·青皮、郁金：青皮有疏肝破气、消积化滞之功；郁金有活血祛瘀止痛之功，其行气解郁而疏泄肝郁。青皮、郁金相须为用，疏肝利胆，是治疗肝病的基础用药。

·鳖甲、牡蛎：鳖甲味咸性寒归肝经，善于软坚散结，滋阴潜阳；牡蛎软坚散结。鳖甲、牡蛎相须为用，治疗肝脏弥漫性病变，散结消癥、软缩肝脾，用之临床每多获效。

在综合辨证的基础上，使用和谐养肝方药对，药物作用靶点强、疗效可靠，是李老多年治疗肝病临床实践中筛选出的精当组合，在临床辨证处方中随症加减组合，能起增效作用。

肝病尤其是慢性肝病临床症状复杂，变化多端，治疗较为棘手，临证时应详细收集四诊资料，辨明病情的虚实，同时要辨明病情演变及病情变化规律。只有辨证准确，方可正确施治，提高临床疗效。

二十二、慢性肾功能衰竭治疗三法

慢性肾功能衰竭是指由各种原因引起的原发性或继发性慢性肾脏疾病所致的进行性肾实质损害，致使肾功能减退，体内代谢产物潴留，水、电解质和酸碱平衡失调等的临床综合征。中医多将其归为"水肿""关格""癃闭""溺毒""肾风""肾劳"的范畴。对于本病，多数学者认为其病因多端，病机复杂，属虚实夹杂之证。其本多为脾肾气血阴阳亏虚，其标多与水湿、湿热、浊毒和瘀血有关。

李老在临床中观察亦是本虚标实之证为多，据此提出"泻""消""补"三法。根据患者临床表现，三法应用可有先后之分，亦可同时应用，其目的是：一方面能改善临床症状，另一方面还能使临床客观指标达标，保护肾功能，延缓患者病程的进展，延长寿命，提高患者生活质量。三法具体应用如下。

1. 泻法

泻法也叫攻下法，是利用药物有攻下、润下的作用，以清除体内积滞的一种治疗方法。在此应用主要是逐水降逆，导泻以降低体内氮质潴留，常用方剂可选五苓散、五皮饮、济生肾气丸加减。

2. 消法

消法适用于痞块积聚一类顽固性的病证，或食积、痰饮、水湿壅滞的慢性疾病，以渐消缓散的方法，达到治病的目的。在此主要应用芳香清利之药，以利于肾功能恢复，常选用方剂四妙丸、保和丸、苍苓散、春泽汤、平胃散等加减。

3. 补法

补法使用滋养强壮药物，补益人体阴阳气血，使各种衰弱症状得以消除，达到病愈的目的。此法多用于肾功能恢复后，益肾补气以巩固疗效。可选用红参、生晒参、杜仲、桑寄生、续断、枸杞子、巴戟天、生黄芪、山药、山茱萸、生脉散、泽兰等。同时，不忘调理脾胃以权衡五脏。

二十三、急腹症的辨治思路

急腹症是现代医学的一个名词，它是许多腹腔脏器急性疾病的总称，像急性胆系疾病、急性胰腺炎、急性阑尾炎、急性肠梗阻等，其临床症状常以急性腹痛为主，是临床常见病，具有起病急、病情重的特点。该病多散在记载于中医"心痛""胃脘痛""胁痛""腹痛""便秘""疝气"等病当中。中医文献不仅对这些病的病因、证候有丰富的记载，而且积累了宝贵的治疗经验。李老根据自己多年的临床经验，简要探讨辨证施治的思路。

急腹症的病因，一般都有外在和内在因素，导致机体病理生理的改变。《医学正传·胃脘痛》有关病因的描述："致病之由，多因纵恣口腹，喜好辛酸，恣饮热酒煎煿，复餐寒凉生冷。""未有不由清痰食积郁于中，七情九气触于内之所致焉。"指出食积、气滞与急腹症的发病相关。现代中医认为其常见病因有气滞、血瘀、寒凝、热壅、湿阻、食积、虫积等，这些致人体传导失利、腑气不通，久而久之便可引发急腹症。同时七情内伤可致郁而生邪，使患者产生壅塞不通、气血乖戾等症，最终可引发急腹症。其病机关键是脏腑气机阻滞而发病，其主要脏器以腑为主。《素问·五脏别论》说："六腑者，传化物而不藏，故实而不能满也。"六腑的基本生理特点是"以通为用"，任何导致腑气不通、腑气升降失常的病理因素皆可诱发本病。

急腹症的辨证多以八纲和脏腑辨证为基础。在急腹症的八纲辨证中，以里、虚、实、寒、热为重点，其中以里证、热证、实证多见。在脏腑辨证中则以肝胆、脾胃、大小肠、膀胱等常见，但以腑为主，腑以通为用，"不通则痛"，而急腹症的主要症状是腹痛。因此，急腹症的辨证论治必须以"以通为用"作为总的治疗原则。有关"通法"，《医学真传》有记载："但通之法，各有不同。调气以和血，调血以和气，通也；下逆者使之上行，中结者使之旁达，亦通也；虚者助之使通，寒者温之使通，无非通之之法也。若必以下泄为通，则妄矣。"所以通法范围较为广泛，凡属调理气血、舒畅气机、补虚泻实等，以达到祛除病邪，恢复脏腑正常生理功能的治法，均属于"通"法范围，但通里攻下成为它的共同治法。临床上还可针对病因、病机，配合理气开郁、活血祛瘀、清热解毒、温中散寒、燥湿、消导积滞、安蛔止痛等治法。

在辨证论治的基础上可以选用：

（1）泻下类药物　是急腹症应用最为广泛的，常选用的有寒下、温下、逐水、润下药等，如大黄、芒硝、巴豆、牵牛子等。

（2）理气解郁类药物　一般而言常用于胃肠和胆道功能紊乱，以及各类早期炎症性急腹症，或作为通里攻下或清热解毒法的后续治疗，以调理脏腑，疏通气血，其中常用的理气类药物有木香、枳壳、枳实、香附、九香虫等，开郁类药物有青皮、郁金、川芎、川楝子等。

（3）活血祛瘀类药物　可以用于各类早期的急腹症、各类型的包块、胆道及泌尿系结石，以及某些急腹症的恢复期伴见瘀血证候的，常用药物有桃仁、红花、丹参、鸡血藤、川牛膝、穿山甲、土元、水蛭、延胡索、泽兰、五灵脂等。

（4）清热解毒类药物 主要用于急性腹腔炎性疾病而具有里热证候的患者，常选用蒲公英、紫花地丁、金银花、黄芩、黄柏、大黄、连翘、土茯苓、败酱草、白花蛇舌草、半枝莲、天葵子、野菊花等。

（5）温中散寒类药物 多用于由寒邪侵犯中焦所引起的冷痛，常选用干姜、肉桂、乌药、制吴茱萸、小茴香、高良姜等。

（6）燥湿类药物 常用于急腹症而伴有湿邪证候者，常选用苍术、厚朴、半夏、藿香、佩兰、黄连、白豆蔻、砂仁等。

（7）消导积滞类药物 多用于急腹症伴有饮食积滞证候的，常选用陈皮、山楂、神曲、麦芽、谷芽、建神曲、莱菔子、鸡内金等。

（8）安蛔止痛类药物 多用胆道蛔虫病等引起的急腹症，常选用乌梅、槟榔、使君子、苦楝皮、花椒等。

泻下要药大黄，具有通腑泻热、消积导滞、推陈致新之功，现代药理研究证实其还有利胆、广谱抗菌和恢复胃肠功能作用，一直作为治疗急腹症之要药，尤其在本病的治疗中合理使用，能收到立竿见影之效。无论有无便秘均可应用，重症患者用量宜大。但对合并妊娠者，攻下、逐瘀之品则应慎用，以免造成不良后果。

服药事项：对于急腹症患者，一般患者每日1~2剂，严重患者每日3~4剂，每日1~3次，每次100~150 mL（频服），而不可拘泥于常规服法。

急腹症的治疗除选用中药外，还可选用综合方法，如配合针灸、中医外用治法等方法，以疏通气血、调畅脏腑气机为主。如伴有恶心、呕吐，除加止呕药外配合针刺（选用主穴：中脘、合谷、天枢；配穴：足三里、内关、阑尾、上巨虚、太冲、阿是穴、脾俞、胃俞、曲池），或予电针、耳针等。对于针灸操作一般给予强刺激，留针2小时，半小时捻转1次，每日针2~4次。对于急腹症可以采用外敷给药的方式治疗，通过皮肤黏膜及人体相关穴位吸收药物成分到达病所，能够对急腹症起到相对直接的治疗作用。

急腹症患者如胃穿孔、肠麻痹等，往往需禁食一段时间，且常常需要胃肠减压，以减轻腹胀，其余多需流食或半流食，但禁辛、腥、荤、辣等刺激食物。

中医中药治疗急腹症，需要坚持中西医结合的原则。急腹症是一个发病急、变化快、病情重的病种，严重的患者在短期内就可发生人体生理、病理的明显变化。因此，在治疗时，必须坚持用中西医两法治疗，这样才能准确把握整体与局部、微观与宏观、辨病与辨证相结合，将中医的多靶性治疗作用与西医的精准治疗有机结合，形成优势互补的治疗体系，从而提高疗效。

二十四、蛔虫症用药经验

蛔虫症为临床常见病，并发症多，有时病情复杂危重，好发于偏远农村地区，儿童及青少年多发。尽管随着当今社会的发展、卫生条件的改善，发病率降低，但是我们还是有必要掌握其诊疗规律，便于临床中的正确识别。

祖国医学认为，本病属中医学"蛔厥"范畴，《灵枢·厥病》谓："心肠腹痛，懊忱作痛，肿聚，往来上下行，痛有休止，腹热，喜渴涎出者，是蛟蛔也。"一般认为，蛔虫寄生在空肠下段，因饥饿、受寒、发热、手术、妊娠、某种食品、胃酸减少、脏寒或胃热，内在环境改变，使蛔虫到处窜扰迁居，肠蛔虫进入胆道而发生，加之虫性有钻孔性，因而发为本病。蛔虫在胆道内可存活7～10日，有报道最长可达5个月。其虫卵及蛔虫残体是胆道结石的重要原因之一。其发病机理是蛔虫由肠道钻入胆道，致使腑气不能下降，气机逆乱，致上腹剧烈疼痛。本病直接原因为驱蛔不当，中脘气机枢转失调，蛔虫上窜入于胆而致。

蛔虫的特性：喜温恶寒，遇酸则止，得甘则动（或蛔闻甜则起），遇苦则安，遇辛则伏，因而在治疗中以酸、苦、辛等不同药物配伍治疗。

主症：突然发生右上腹"钻顶"样疼痛，有时放射至右肩背部，痛剧难忍，辗转反侧，烦躁不安，甚时肢厥，冷汗津津，多伴有恶心、呕吐，或吐出蛔虫，脉沉弦。发作为阵发性，乍作乍止，痛止一如常人。正如《伤寒论》所云："伤寒脉微而厥……蛔厥者，其人当吐蛔。今病者静，而复时烦者，此为脏寒。蛔上入其膈，故烦，须臾复止；得食而呕，又烦者，蛔闻食臭出，其人常自吐蛔。"

本病多属寒热错杂，早期多属于寒象，症见面白，四肢发凉，腹痛喜按，得热而减，舌淡苔薄白，脉弦细或紧。发生感染后则偏于热象。一般多用乌梅丸（汤）清热散寒、补虚、安蛔止痛，适用于胆道蛔虫病，早期疼痛明显者。

乌梅丸：乌梅三百个（味酸温），细辛六两（辛热），干姜十两（辛热），黄连十六两（苦寒），当归四两（辛温），附子六两（炮，辛热），蜀椒四两（去汗，辛热），桂枝六两（辛热），人参六两（甘温），黄柏六两（苦寒）。上十味，异捣筛，合治之，以苦酒渍乌梅一宿，去核，蒸之五斗米下，饭熟，捣成泥，和药令相得，纳臼中，与蜜杵二千下，丸如梧桐子大，先食饮服十丸，日三服，稍加至二十丸。禁生冷、滑物、臭食等。

使用注意，寒象偏重多用附子，寒热往来者加柴胡、黄芩，黄疸者加茵陈，大便秘结者加大黄（后下10分钟）。

驱蛔虫经验方：

（1）驱蛔安蛔方　焦槟榔15 g，使君子15 g，苦楝皮15 g（或苦楝子），乌梅15 g，木香12 g，枳壳3～9 g，细辛3 g，干姜3 g，花椒3 g。大便秘结加玄明粉9 g（冲服）。每日1剂，水煎2次，4或8小时服1次。

（2）利胆化虫排蛔（胆道死蛔虫）方　柴胡9 g，茵陈15 g，生栀子6 g，木香6 g，枳壳6 g，郁金9 g，枯矾3 g，雷丸15 g（温开水或温药汁冲服，60 ℃以下水温），大便秘结加大黄（后下）。每日1剂，水煎2次，4或8小时服1次。

（3）驱肠道蛔虫方　槟榔30 g，使君子（炒香去壳）24 g（或榧子15 g），川楝子15 g，雷丸15 g（温水或温药汁冲服），大黄9 g，乌梅6 g，花椒6 g。每日1剂，水煎2次，4或8小时服1次。

（4）茵陈乌梅驱蛔汤　茵陈60～180 g，乌梅24～30 g（捣碎），川楝子30 g（捣碎），干姜6 g，白芍15 g，木香12 g，甘草6 g。每日1剂，水煎2次，4或8小时服1次。

（5）茵陈龙胆大黄汤　茵陈60 g，龙胆草10 g，大黄10 g，加水600 mL，煎成200 mL，每日1剂，2次分服。

（6）乌杏驱蛔汤　乌梅9 g，杏仁9 g，白芍9 g，使君子9 g，大枣3～5

枚，小儿用量酌减。上药水煎2次，兑入蜂蜜混匀分作2份，先服1份，4~6小时后再服1份，酌情使用1~3剂。

驱蛔虫简便法：

1）食醋30 g加温开水30 g，一次服（必要时可多次服用），可以止疼驱虫。

2）乌梅4枚，水煎浓汁一次服。

3）乌梅醋：干乌梅500 g，曲醋1000 mL，浸泡24小时。每次服10~20 mL，每日3次（儿童量酌减）。疼痛缓解后即给驱蛔药治疗肠蛔虫病，以免复发。

4）姜蜜合剂：生姜150~200 g，去皮取汁，加蜂蜜60~100 g，顿服。每日2~3次，儿童量酌减。

另可针灸取穴：鸠尾、上脘、中脘、内关、足三里、肝俞、脾俞等。

二十五、谈治疗高脂血症

高脂血症是由于体内脂质代谢紊乱而形成的一种病症。一般认为，血脂的蓄积、增高是动脉硬化形成的重要因素，而动脉硬化与冠心病、脑血管疾病、高血压病等疾病的发生与发展有着密切关系。

中医学对脂质认识由来已久，认为膏脂即油质、脂肪，属稠厚之液，源于水谷之化。如果营养过剩，新陈代谢减退，就会出现高脂血症。如《素问·生气通天论》曰："膏粱之变，足生大丁。"《灵枢·血络论》曰："血气俱盛，而阴气多者，其血滑，刺之则射。阳气蓄积，久留而不泻者，其血黑以浊，故不能射。"《女科切要》中指出："肥白妇人，经闭而不能者，必是湿痰与脂膜壅塞之故也。"多数学者认为，本病的发生与年老体衰有密切关系，由此提出肝肾亏虚是本症发生的病理基础。其机理在于，"肾主五液"，为气血津液膏脂的主宰，肾阳旺盛则有助于膏脂的贮藏，此即"阳化气，阴成形"之理。若肾阳亏虚，则膏脂的转化、利用减少而滞留脉中，肾阴不足，则膏脂不藏，悉渗血中。此外，肾阳衰则命门火衰，火不生土而脾运不健，肾阴亏则水不涵木而疏泄失职，这些均可使高脂血症发生。

对于痰脂形成的病因病机，《临证指南医案·痰饮》邹滋九按语："总之，痰饮之作，必由元气亏乏，及阴盛阳衰而起，以致津液凝滞，不能输布，留于胸中。水之清者，悉变为浊，水积阴则为饮，饮凝阳则为痰……阳盛阴虚，则水气凝而为痰；阴盛阳虚，则水气溢而为饮。"《傅宗翰医术集锦》谓："叶天士常谓：肝和脾升，胆和胃降。盖胆为中精之府，能净脂化浊；肝乃藏血之脏，职司疏泄。"这与现代医学关于人体内脂质代谢主要在肝脏完成的理论相吻合。《圣济总录·痰饮门·痰饮统论》说："三焦者，水谷之道路，气之所始终也。三焦调适，气脉平匀，则能宣通水液，行入于经，化而为血，灌溉周身。三焦气涩，脉道闭塞，则水饮停滞，不得宣行，聚成痰饮。"由此可见，痰脂的形成与脏腑及三焦的气化功能失司有关，与肝、脾、肾三脏关系最为密切，三脏之中，脾运失司，首当其冲。因脾虚则上不能输精以养肺，水谷不归正化，由此必致水液内停中焦，流溢各处，波及五脏。

高脂血症多发生于中老年患者，现代人由于生活方式的改变，长期喜卧好坐，缺乏运动，导致气血运行不畅，脾胃呆滞，脾之运化失司，加之工作压力大，精神紧张，阳热偏亢，或有胃热偏盛者，食欲亢进，恣食肥甘，脾运不及，脾失健运，脾失升清降浊，清气不升，浊气不降。《素问·阴阳应象大论》曰："清气在下，则生飧泄；浊气在上，则生䐜胀。"若清阳不升，浊阴不降，阴阳升降运动反常，水谷精微失于输布，痰湿内盛，致脂浊郁积，而成高脂血症。肝主疏泄，主谋虑，在志为怒。若肝疏泄功能正常，气血调畅，经络通利，则痰浊不生。现代人由于工作压力大，精神紧张或情绪抑郁，导致肝失疏泄，肝气郁结，气不行水致痰浊内生，或气不行血致瘀血内停，痰浊瘀血壅于五脏，而成高脂血症，影响五脏正常的功能。肝有疏土助运的功能。正常情况下，肝气条畅，能助胆汁泄注于胃肠而促进脾胃的消化。若疏泄失常，肝木乘土，则脾胃运化不健，不能运化水湿，痰浊内生，痰之为病，随气升降，流动不测，周身内外，五脏六腑，无处不到，流于血脉，致脂浊郁积，而成高脂血症。现代医学研究也表明，肝胆之疏泄功能与脂质代谢关系密切，盖胆为中精之府，能净脂化浊，若忧郁恼怒损及肝胆，以致疏泄失度，清浊难分，胆气郁遏则清净无权，脂浊难化以致脂质代谢紊乱。总之，高脂血症的形成最终是由脾胃运化失职，肝胆疏泄失常而引起的。

然而不管膏脂如何产生，一旦这种现象发生，即可归属于中医学之"痰浊""瘀血"范畴，也就是说为痰瘀痹阻。据此，李老以朱丹溪的保和丸为底方化裁制成了血管软化丸，具有和中健脾助运、疏肝补肾化瘀之功，临床观察其疗效显著。

另对于本病的治疗可在辨证辨病的基础上，选取一些具有降脂作用的中药，加强疗效。①降胆固醇为主的中药，主要有山楂、泽泻、柴胡、川芎、当归、荷叶、党参、人参、灵芝、刺五加叶、蒲黄、沙棘、陈皮、半夏、大豆等。②降甘油三酯为主的中药，主要有甘草、刺五加叶、黄连、黄芩等。③降胆固醇、甘油三酯的中药，主要有大黄、绞股蓝、葛根、姜黄、银杏叶、女贞子、三七、枸杞子、冬虫夏草、桑寄生、水蛭、茶叶、大蒜、虎杖、决明子、马齿苋、熊胆、月见草等。其降脂作用以降血清胆固醇为主，其功效多属补肝肾、健脾益气、活血化瘀及消食、除痰、利水等。

二十六、干燥综合征治疗经验

验案举例　吴某，女，50岁，郑州市人，干部，2010年4月3日初诊。主诉：唾液黏稠样感不适3个月余。患者于3个月前不明原因发生唾液黏稠样感不适伴口黏，出门离不开水；眼部干涩有沙粒感；鼻腔干燥发热。在北京某医院诊断为"干燥综合征"，给予泼尼松、注射环孢素A等药治疗，症状未明显减轻，遂来就诊。刻诊见：唾液少并有黏稠样感，口腔发黏；吃饼干不饮水则难以下咽，眼部干涩少泪，鼻腔干燥发热，自感向外冒热气，舌质红，舌苔薄黄、干燥少津，脉沉弦。患者平素精神倦怠、纳少、饥不欲食、眠差、胃脘痞胀不适，大便干，每日1次，小便短少色黄。经北京某医院进行下唇黏膜细胞活检等相关检查后诊断为"干燥综合征"，中医诊断为"燥证"。该病辨证为外受风、燥之外邪，内由久病失治导致脾胃运化功能失司，从而产生津伤液燥，阴虚液亏，精血不足，清窍失养而发为本病。治则：和中健脾、清热凉血、滋阴通络。方用和中润燥汤加减：陈皮12 g，竹茹10 g，茯苓20 g，炒莱菔子10 g，焦山楂10 g，焦建曲10 g，连翘12 g，太子参20 g，麦冬15 g，五味子15 g，徐长卿20 g，忍冬藤25 g，金钗石斛10 g（另包久煎），当归10 g，生姜3片，大枣5枚（擘开）。15剂，水煎服，每日1剂，每剂煎取药液600 mL，每次服200 mL，每日3次。服药期间忌服辛温香燥之品。

二诊：服药15剂后口黏感减轻，口腔唾液增加，纳食增加，有饥饿食欲感，周身困乏及睡眠皆好转，但仍感眼干涩、有沙粒感，咽干不适，鼻腔干燥自觉有热气外冒，舌质红，苔薄黄。效不更方，守上方加炙百合15 g，黄芩15 g，天冬15 g，芦根20 g，忍冬藤用至30 g。20剂，水煎服，用法同上。

三诊：药后纳眠正常，二便调，精神疲惫感减轻，吃饼干及馒头无须饮水已能自行咽下，皮肤转润泽，口腔唾液分泌量较前增多、已无黏稠感，鼻腔发热减少，现仍有眼干涩不适、咽喉干燥，舌质淡红，苔薄黄，脉沉缓。为巩固治疗效果，患者要求再服30剂。守上方加枸杞子20 g，北沙参15 g，乌梅15 g，徐长卿用至25 g，水煎服，用法同上。

6月10日患者电话告知现出门已不用带水，口腔唾液已无黏稠感，自感口腔清爽，咽干、鼻腔干燥发热症状消失，纳眠正常，二便调，精神佳。

干燥综合征是一种以侵犯泪腺、唾液腺等外分泌腺体为主的慢性自身免疫性疾病，以高度淋巴细胞浸润为特征的弥漫性结缔组织病。本病主要累及由柱状上皮细胞构成的外分泌腺体，以唾液腺和泪腺为代表，表现为腺体间质有大量淋巴细胞浸润，腺体导管管腔扩张和狭窄等。小唾液腺的上皮细胞则有破坏和萎缩，功能受到严重损害。本病起病多隐匿，临床表现多样化，其主要表现与腺体功能减退有关。临床主要表现为口干、眼干，亦可有皮肤干燥、鼻干、咽干、声音嘶哑、关节疼痛等，重者可以出现间质性肺炎、萎缩性胃炎、肾小管酸中毒等多脏器损害。本病病程缠绵，病情易反复发作，甚则危及生命。

本病属于中医学的"燥证""内燥""燥痹"范畴。中医学认为风能生火致燥，湿能生痰，"燥胜则干"。刘河间说："诸涩枯涸，干劲皴揭，皆属于燥。"说明该病与自然界中的风、燥、湿之内外邪气对人体的影响有关，或过服辛温香燥之品，加之机体免疫力下降，导致经脉阻滞，津液运行失滞，经络肌肤失濡，发为燥证。

本病多为多脏腑阴虚内热，津液亏耗。《素问·经脉别论》说："饮入于胃，游溢精气，上输于脾，脾气散精，上归于肺，通调水道，下输膀胱，水精四布，五经并行……"概括了津液代谢的整个过程。脾为后天之本，胃摄入水谷精微，脾居中焦，为升降之枢，通过运化将津液上奉于肺；肺主宣发肃降，通调水道，以摄津液循行；肾和膀胱的蒸腾气化将多余津液转化为尿液排出体外；另外，肝主疏泄，调畅气机，津液的输布和排泄全赖气的升降出入运动正常，是故气能行津，而润养全身。总之，津液的生成、输布和排泄与胃的受纳腐熟水谷、小肠的分清别浊、大肠的吸收水分、脾气的散精、肺的宣发肃降、肾和膀胱的蒸腾气化、心脉的运载、肝气的疏泄、三焦的通利与否息息相关。由此看到脾胃在津液的生成、输布中起到枢纽的作用。《灵枢·五味》曰："胃者，五脏六腑之海也。"故脾胃为气血生化之源。气能生津、津能载气，正如《灵枢·决气》曰："何谓气？岐伯曰：上焦开发，宣五谷味，熏肤，充身，泽毛，若雾露之溉，是谓气。何谓津？岐伯曰：腠理发泄，汗出溱溱，是谓津。何谓液？岐伯曰：谷入气满，淖泽注于骨，骨属屈伸，泄泽，补益脑髓，皮肤润泽，是谓液。"所以脾胃的运化、上焦的宣化是津液的来源。故燥证的治疗应以健脾和胃、养阴润燥为主。临床中，李老以自拟的和中润燥汤（重用忍冬藤、徐长卿）治疗该病，疗效显著。

和中润燥汤标本兼治，该方以保和丸为基础方，加用且重用忍冬藤、徐长卿，并辅以甘草、生姜、大枣。可随症状的出入变化辨证加减用药，疗效可靠。方中保和丸调和中焦、顾护胃气，使脾胃升降运化和谐，气血生化有源，此谓治中焦以灌四旁之理也。加忍冬藤、徐长卿凉血活血、通经活络；甘草、生姜、大枣调和诸药，服之不伤胃气。诸药共用，和中健脾，以资生化之源。胃气旺盛，津液通畅，病自可愈。若舌苔薄黄、口干渴者，去半夏，加竹茹以清热和胃，辅以石斛滋肾养胃生津，从而使津液生化有源，再加以生脉饮（人参易为太子参）补气生津，相得益彰。

李老善用忍冬藤与徐长卿，下面将这两味药的功效重点介绍：

忍冬藤为忍冬科植物忍冬的茎蔓，又名鸳鸯草、千金藤，系半常绿缠绕性藤本，抗旱耐寒，沾土即生，有水便长，不枯不萎，逢涝更翠，尤以抗寒耐冻而著称，故授予"忍冬"之美誉。忍冬全身是宝，藤、叶、花均可入药，三者性味基本相同，味甘苦、性微寒，具有清热解毒、散结消肿、通经活络之功效。《医学真传》云："银花之藤……乃宣通经脉之药也……通经脉而调气血，何病不宜？岂必痈毒而后用之哉！"《本草纲目》云忍冬藤"消肿，散毒，治疮，为要药"。忍冬藤味甘苦，燥湿而不伤阴，苦寒而不损气，故对于风湿、类风湿性关节炎及痛风、血栓性脉管炎、淋巴管炎、跌打损伤等早期伴有湿热、毒热、瘀热，以及局部有红、肿、热痛者皆可用之。忍冬藤有效成分有忍冬苷、忍冬素等物质，其药理表现为抗炎止痛、抑制体液免疫、抗过敏、抗变态反应作用。

徐长卿为萝摩科植物徐长卿的根及根茎，又名石下长卿、溪柳、蜈蚣草、老君须。《神农本草经》将其列为上品，因其能治"蛊毒、疫疾、邪恶气、温疟"。《本草纲目》："上古辟瘟疫有徐长卿散，良效，今人不知用此。"，又云"久服强悍轻身"。其性温，味辛，归肝、胃经，具祛风化湿、止痛止痒之功，可治疗风湿痹痛、胃痛胀满、牙痛、腰痛、跌扑损伤、荨麻疹、湿疹等。徐长卿内含挥发油、黄酮苷、丹皮酚等，具有镇静、镇痛作用；能扩张血管，增加冠脉血流量，减慢心率，并能软化血管，降低外周阻力而降低血压；能净化血液，降低胆固醇，防止动脉硬化和血栓形成；能提高机体的代谢能力，增强免疫功能。

大剂量徐长卿、忍冬藤相须为用，凉血活血解毒、通经活络，从而调理气血、宣通经脉，引导津液到达病所。

二十七、痹证治疗的感悟

验案举例 袁某，女，38岁，2014年11月14日初诊。以关节冷痛1年余为主诉。患者1年多来关节冷痛，遇凉后加重，自述面色、唇色较以前暗，咽干，鼻干，纳眠尚可。服中药后腹痛、便溏，每天5～6次。现大便不成形，一天3～4次，膝关节已不痛，肩关节、腕关节仍疼痛不适。面色无华，体形偏瘦，舌暗红，有瘀斑，齿痕，苔白。中医诊断：痹证。西医诊断：类风湿关节炎。辨证：痰瘀阻络，肝肾亏虚，正气不足。治法：活血化痰，补益肝肾。方药：保和丸合独活寄生汤加减。陈皮15 g，半夏15 g，茯苓30 g，炒莱菔子10 g，焦山楂15 g，焦建曲15 g，连翘12 g，丹参25 g，鸡血藤30 g，巴戟天20 g，威灵仙20 g，穿山龙20 g，杜仲20 g，桑寄生20 g，续断20 g，当归15 g，川芎12 g，木香15 g，甘草10 g，炒山药20 g。15剂，水煎服，每日1剂。同时口服参琥胶囊。

二诊（12月8日）：患者关节冷痛好转，活动量大时仍疼痛明显，遇凉后疼痛加重，大便次数较前减少，平均2次/日。守上方加秦艽20 g，葛根20 g，穿山龙用至25 g，当归用至20 g，20剂。同时口服参琥胶囊。

《素问·痹论》曰："风寒湿三气杂至，合而为痹也。其风气胜者为行痹，寒气胜者为痛痹，湿气胜者为着痹也。"风寒湿杂至合而痹，"合"是什么意思？杨上善说：三焦之气和胆木与风湿相合，故无三焦痹，亦无胆痹。其一，与时令相合，《素问·痹论》中云："帝曰：其有五者，何也？岐伯曰：以冬遇此者为骨痹，以春遇此者为筋痹，以夏遇此者为脉痹，以至阴遇此者为肌痹，以秋遇此者为皮痹。"其二，合于所旺之时，相合如值班一样。风寒湿三气需要和脏腑经络气血相合，合在什么就是什么痹。痹证的病因，不外乎内外因相加，因感受风、寒、湿、热邪之偏盛有异及体质之不同，可形成行痹、痛痹、着痹、热痹之不同。若痹病日久，伤血耗气，损及肝肾，痰瘀交结，寒湿凝滞，形成正虚邪恋、本虚标实、虚实夹杂、寒热错杂等顽症。本虚是发病的内在因素，先天禀赋不足，劳倦、久病、饮食失调都是导致体虚的原因。标实指外感邪气，风、寒、湿、热邪气是致病的主要因素。

《内经》云："正气存内，邪不可干。"叶天士在《临证指南医案·痹》中指出："风湿肿痹，举世皆以客邪宣散，愈治愈剧，不明先因劳倦内伤也。盖邪之所凑，其气必虚。"说明正气不足亦是痹证发病的重要内在因素，因此，需重视肝、脾、肾。《素问·百病始生》说："风雨寒热，不得虚，邪不能独伤人。猝然逢疾风暴雨而不病者，盖无虚，故邪不能独伤人。此必因虚邪之风，与其身形，两虚相得，乃客其形。"仲景称本病为历节病，盖因夜间痛如虎咬，而白虎为利害，故曰白虎历节风。《金匮要略·中风历节病脉证并治》曰："寸口脉沉而弱，沉即主骨，弱即主筋，沉即为肾，弱即为肝。"则以脉象来说明肝肾不足是发生历节病的内因。沉脉揭示了肾亏，弱脉反映了肝虚，当肝肾亏虚时，若处于潮湿的环境中，则风寒湿必然乘虚入侵而发病，揭示了历节病发生的先决条件就是"肝肾先虚"。当今之士，素日过食膏粱厚味、醇酒肥甘、辛辣腥腻之品，中焦内酿湿热，湿热蕴毒，内伏于脏腑、血脉、经络，遇外感因素，外邪引动内伏之毒，湿毒流注骨节，留滞经络，攻于脏腑，痹阻筋脉，发为痹证，其发病与脾胃关系密切。说明肝、脾、肾三脏亏损，正气化源不足，风寒湿邪乘虚入侵，正邪相争，经络闭塞，气血不荣，是导致痹证发生的重要内因。

痹证是以营卫失和、脉络不通、气血凝滞、邪气壅塞为病机关键。临证时抓住邪实、正虚这两个方面，辨证施治，方能取得较好疗效。治疗时需始终顾护脾胃之气，早、中期以祛邪为主，晚期以补益肝肾，调和营卫为主。周慎斋《慎斋遗书》曰："诸病不愈，必寻到脾胃之中，方无一失。何以言之？脾胃一伤，四脏皆无生气，故疾病日多矣。万物从土而生，亦从土而归。'补肾不若补脾'，此之谓也。"清代刘仕廉《医学集成》曰："凡治病勿伤胃气，久病宜保脾土。"盖因脾胃为后天之本，气血生化之源，肾之精气、肝之阴血均有赖于水谷精微的不断腐熟生化和输布，同时药物的吸收也有赖于脾胃的运化，所以在治疗痹证过程中，维护中气、调补脾胃非常重要。正如《医宗必读·痹》曰："治外者散邪为亟，治脏者养正为先。治行痹者，散风为主，御寒利湿仍不可废，大抵参以补血之剂……治痛痹者，散寒为主，疏风燥湿仍不可缺，大抵参以补火之剂……治着痹者，利湿为主，祛风解寒亦不可缺，大抵参以补脾补气之剂……"祛邪之法有祛风散寒、清热除湿止痛，并根据"治风先治血，血行风自灭"之意，配以活血行气止痛之药；补益肝肾之法有滋养肝阴、柔润筋脉、缓急止痛、益肾壮督法，并根据久病入络，适当配伍虫类药物搜剔审透，行经通络。根据经验，李老临床中对于痹证的治疗多以保和丸化裁，随症加减，疗效显著。

二十八、痛风治疗临床体会

痛风是蛋白质中的嘌呤代谢或排泄紊乱，导致血清尿酸含量增高，以痛风石沉积为特征的代谢性疾病。其发病"重男轻女"，男女患者之比为20∶1，而且女性多发生于绝经后雌激素减退，因雌激素可增强女性排出尿酸能力。近些年来，其发病率随着生活水平的提高，过度身体疲劳，高嘌呤饮食、嗜酒等原因而增多。痛风属中医学"痹证""痰核"范畴，中医认为痛风病多因摄入过多膏粱厚味或动物内脏高嘌呤食物，使脾胃功能失调，以致湿热内生，痰浊凝结于经络血脉导致气血不通。湿热或痰浊流注于关节或肌肉，就会导致关节血运不畅，闭塞不通，产生屈伸不利、活动不灵、麻木肿痛等症状，导致痛风关节炎的发生。病久甚至可伤及肝肾功能，导致机体气血瘀滞，引发剧烈疼痛，反复发作，迁延不愈以致关节畸形，并且伴有多种并发症。痛风病不同的阶段，症状表现差异很大，故应临床分期分型。《中医病证诊断疗效标准》将痛风分为四型：湿热蕴结型、瘀热阻滞型、痰浊阻滞型、肝肾阴虚型。临床中需要根据病情，加减辨治。

对于该病，朱丹溪首先提出"痛风"的病名，并对其病因病机治法加以论述。在《格致余论·痛风》中有记载："彼痛风者，大率因血受热，已自沸腾，其后或涉冷水，或立湿地，或扇取凉，或卧当风，寒凉外抟，热血得寒，污浊凝涩，所以作痛，夜则痛甚，行于阴也。"《丹溪心法》中提出了痛风的病因病机："四肢百节走痛是也。他方谓之白虎历节风证。大率有痰、风热、风湿、血虚。"并指出了治疗痛风的方药："因于风者，小续命汤；因于湿者，苍术、白术之类，佐以竹沥；因于痰者，二陈汤加酒炒黄芩、羌活、苍术；因于血虚者，用芎归之类，佐以红花、桃仁。"与以往不同的是，朱丹溪认为"痰"是导致痛风的病因之一。在临证治疗上，其代表方剂有治上中下痛风方、阴火痛风方、八珍丸、饮酒湿痰痛风方等，其方中多次用到桃仁、红花、羌活、全蝎等药物，可见，其用药特点多以除湿祛痰、疏通气血为主。

遵丹溪对该病的认识，李老临床亦认为，本症患者多由先天禀赋不足或年老体弱，好食肥甘，嗜杯中物，损伤脾胃，致肾气化不利，脾肾二脏清浊代谢紊乱，湿聚生痰，浊毒滞留血中，痰瘀胶凝脉络、筋骨，而发为痛风。对于本病，其治疗以补肾化瘀、和中健脾、清利湿浊为原则，可选用四妙丸、保和丸化裁，佐以解热利关节通经络之品，自拟保和四妙通络方，多获佳效。

方剂组成：陈皮、半夏、茯苓、炒莱菔子、焦山楂、焦神曲、连翘、怀牛膝、盐黄柏、苍术、生薏苡仁、丹参、赤芍、泽泻、生白芍、鸡血藤、地龙、忍冬藤、桑枝等。方解：保和丸健脾助运，疏肝和胃，调理气机，促进新陈代谢，四妙丸补肾清利湿热，配泽泻、地龙通络利尿以增药力，丹参、赤芍、鸡血藤、忍冬藤、桑枝化瘀血疏通关节、经络以止痛，通则不痛。诸药伍用，疗效益彰。加减如下：

（1）痛剧　加醋延胡索15 g，甘草15 g。

（2）关节漫肿，加结节质硬　白芥子10 g，萆薢30 g，车前子20 g。

（3）关节畸形僵硬　加穿山甲6 g，蜂房10 g，乌梢蛇20 g。

（4）多关节受累　加蜈蚣3条，全蝎6 g，重用桑枝60 g。

（5）痛风石沉积　加制南星10 g，生薏苡仁60 g，威灵仙20 g。

（6）尿道结石　加石韦30 g，金钱草60 g，生鸡内金20 g，琥珀粉6 g，海金沙20 g。

（7）关节红肿热痛　加徐长卿20 g，重用忍冬藤60 g。

验案举例　余某，男，56岁，干部。刻诊：双脚跖骨、双膝关节、双踝关节走路时胀痛，之后肿胀1年，纳可，眠差，二便调，舌质淡暗，舌边有齿痕，苔白多津，舌体胖，脉沉弦滑有力。血清尿酸660 μmol/L。给予和中四妙通络方，15剂后诸关节疼胀减轻；续服至45剂后，测血清尿酸为290 μmol/L。复诊上述诸症消失，嘱其戒啤酒、白酒，少吃豆制品，戒海鲜等。

本病为代谢性疾病，受凉感冒、关节局部伤损、呼吸道感染，可诱使痛风急性发作或复发。治以和中健脾以化痰湿，补肾以泄浊，化瘀以疏通络道为主。临床研究表明：此方可以抑制尿酸生成，促进尿酸排泄；并且有针对性地运用补肾药物，提高雌激素水平，有利于病情康复。

二十九、疝气治疗体会

验案举例　1972年，一对夫妻携小男孩周某寻李老就医。小男孩7岁，患右侧完全性腹股沟斜疝，疝气下来如鸡蛋大。李老详细查看后，告知其家长用干燥大丝瓜半截或小丝瓜一个烧成灰，再加红糖少许，用开水冲并搅匀，稍停澄清后，饮上清液，每日1次。另开补中益气汤1剂，徐服。

随后在1977年9月，其来复诊，述未见复发，再诊疗，果痊愈。此后，李老再遇疝气患者即介绍此方甚多，见殊效者亦多。

丝瓜络，味甘，性凉，归肺、肝、胃经，体轻通利。功效为通经活络，清热解毒，利尿消肿，理疝消肿，止血。《本草纲目》中描述，丝瓜络能通人脉络脏腑，而祛风解毒，消肿化痰，祛痛杀虫，治诸血病。临床上主治胸胁胀痛，风湿痹痛，筋脉拘挛，女子经闭，乳汁不通，痰热咳嗽，热毒痈肿，痔瘘，水肿，小便不利，便血，崩漏等。丝瓜络尤其对后天发病的疝气效果较好，李老总结其用法：将丝瓜烧成灰，研磨，每取9 g，加红糖少许，用开水200 mL冲并搅匀，稍停澄清后，饮上清液，每日1次。

三十、小儿麻痹治疗体会

验案举例　1967年1月，李老接诊苏某时正值寒冬。苏某是个13岁的小女孩，10年前患小儿麻痹，四肢瘫痪，到新蔡县人民医院找李老诊疗。小女孩四肢瘫痪，颈软，不能自主进食，需外人辅助。李老给予综合疗法：针灸，熏洗，内服中、西药物。经治月余，四肢运动基本恢复。随后复诊，查体：四肢发育中正常，肌张力、肌力正常，四肢运动自如，唯有右足踝部力量稍差，右足趾稍不舒展，给熏洗方药继续治疗。

小儿麻痹症又称小儿瘫痪，患者多为儿童，发病以1～5岁儿童为多，相当于祖国医学中的"小儿中风""软脚瘟"，是由脊髓灰质炎病毒引起的急传染病，夏秋季节发病较高，其他季节也有。其病多因感染暑湿时邪而滞留气分，元气受伤不能达于四肢，加以湿热郁蒸而津液受灼，阴血愈损，致使筋脉失于荣养而成。《幼科证治准绳》指出："凡脾胃之气不足者，遇长夏润溽之令，则不能升举清阳，健运中气……热伤元气，则肢体怠惰不收，两脚痿弱。"对于本病的治疗，李老根据300多例的临床实践提出应用综合疗法。

综合疗法包括以下几方面：

（1）针灸穴位疗法　以阳明经穴位为主，配以足太阳膀胱经和足少阳胆经穴位，以及华佗夹脊穴。

（2）中药内服　早期以清下焦湿热为主，后期以补肝肾养血活血为主（如四妙丸、虎潜丸、四物汤加虫类药物，以清热利湿，养血活血，补气通络，搜剔络道）。

（3）熏洗方　以祛风补气活血为主，苏木20 g，威灵仙20 g，红花20 g，千年健15 g，透骨草20 g，丹参20 g，黄芪20 g，伸筋草20 g。

三十一、脂溢性皮炎治验

脂溢性皮炎，是一种顽固性毛发根部流黄水结血痂的头部皮肤病。李老在诊治过程中发现，不少患者曾屡用氯霉素、酒精和其他类消炎药物均不见效，有的按湿疹服消风散亦不对症。一次遇一病人，亦介绍自己的亲身体验，用绿矾（硫酸亚铁）泡食醋内，涂擦局部效果佳，有患者前来，听说此方，欣然求试。

验案举例　任某，患头部脂溢性皮炎，因在醋内加绿矾过多，腐蚀性大，引起局部感染，但感染控制后，皮炎很快痊愈，至今未复发。以后遇此病患者，李老均告其配成0.5%的溶液，即将绿矾0.5 g放入食醋100 mL外用于局部，如效差亦可改用1%的浓度。

三十二、谈保和丸功效与临床应用

有关保和丸的出处、立方依据、历史渊源已在多处提到，这里不再一一赘述，然而保和丸到底能够应用于哪些疾病的治疗，其辨证依据、辨证要点有哪些，李老根据多年的临床经验对此做一小结，以飨同道，使大家会用、活用保和丸，以解决临床中的沉疴杂疾。

1. 保和丸的组方与功效

保和丸一方，又名六神曲，其基本功效是益气健脾，和中消食，消食化滞，升清降浊，调理气机。药物组成：山楂、神曲、炒莱菔子、连翘、半夏、陈皮、茯苓七味药。山楂为君，酸甘微温，善消肉食油腻之积。神曲，甘辛性温，消食健胃，长于化酒食陈腐之积，李老在临床运用中易神曲为建曲，功取理气芳香化湿，疏风解表，健脾和中，善疗暑湿泄泻、呕吐不食、伤风感冒、夏令中暑、头痛身痛等；炒莱菔子辛甘而平，下气消食除胀，长于消谷面之积。二者共为臣药。君臣共用，能消各种食物积滞。食积阻滞气机，郁而生湿化热，故以半夏、陈皮燥湿祛痰；茯苓健脾利湿；连翘散结消积，清食积所生之热，以上共为佐药。诸药配伍，使食积得化，胃气得和，热清湿去，则痰、湿热积滞引发胃肠诸症渐除。

2. 保和丸组方中药物的剂量

·山楂：炒山楂量少则生血（3~6 g），多用则活血（生山楂10 g以上），不多不少中等量生血活血。炒焦用止泻，焦山楂可以化滞和胃。

·焦建曲：少用则和胃（少于10 g），多用健脾化湿、消食和胃。

·炒莱菔子：少用止吐兼以和胃（少于12 g）；多用和胃泻下，用于便秘（20 g以上）；不多不少则消食止呕（15 g左右）、降血压（10~12 g）。

·连翘：少用止呕吐、止泻（6 g左右），中用和中止呕（10~12 g），多用则疏肝胆化湿热、解郁安神、清热解毒（15 g以上）。

·半夏（多用清半夏，中焦虚寒改用姜半夏）：少用止呕吐（6~10 g）；中用和胃止呕吐（10~12 g）；多用则化痰浊，止痰涎、顽固呕逆，调和阴阳，安神安眠治不寐（多则20 g以上）。

·陈皮：少用和胃止呕（10~12 g），中用和胃降逆、止泄泻（15 g以上）。

·茯苓：少用健脾和胃（15 g左右）；中用调胃和中、健脾渗湿（20 g左右）；多用安神宁心、消积化滞，健脾渗湿之功倍增（30 g以上）。

现代药理研究揭示其功效：①助消化：可提高胃蛋白酶活性，增加胰液分泌量，提高胰蛋白酶的浓度和分泌量。②调整胃肠功能：本方能抑制小鼠胃排空和家兔十二指肠自发性活动，拮抗乙酰胆碱、氯化钡、组胺所致家兔和豚鼠离体回肠痉挛性收缩，也可部分解除肾上腺素对肠管的抑制，故本方有较好的解痉止痛及止泻作用。③保肝、利胆：方中连翘、陈皮、茯苓具有保肝作用；半夏、陈皮可促进胆汁分泌，增强胆道的输送功能而有利胆作用。④镇吐：方中半夏、连翘有较强镇吐作用，茯苓有一定镇静作用，有助于呕吐的缓解。⑤抗溃疡：本方能减少胃酸分泌量和总酸排出量，故本方具有较好的抗溃疡，促进损伤黏膜修复作用。⑥抑菌：山楂、连翘、莱菔子、茯苓对多种革兰氏阳性及阴性菌有抑制作用，半夏有抗真菌作用，连翘可抑制病毒的活性。⑦其他：山楂、陈皮具有强心、扩张冠状动脉、抗心肌缺血作用。山楂具有抗血小板聚集、降血脂、降血压（生山楂）、清除自由基、抑制过氧化脂质和脂褐素生成作用；陈皮具有祛痰及扩张支气管作用。

3. 保和丸的临床运用

保和丸应用的关键是辨证准确，加减化裁要恰当。李老经常说，疾病发生与人们所处环境及生活状况密切相关，故强调治病应因时制宜。时代在变，人们生活环境也在变，今世太平，民多食甘美酒食，加之劳心思虑，郁怒忧伤，因此，多虚中夹实，不宜纯补，宜用寓补于消之法，以消代补，效果较好。要遵循《素问》"必伏其所主，而先其所因"之原则，重视喻嘉言《寓意草》所云"脾气者，人身健运之阳气，如天之有日也。阴凝四塞者，日失其所。痰迷不省者，脾失其权耳。理脾则如烈日当空"，痰浊阴凝自散，强调后天之本脾胃。而保和丸能助后天运化之力，开生化之源，化源一开，水谷精微源源不断进入机体，其他脏腑就得以滋养。因此，在保和丸的基础上化裁十一方，能够达到不补气而气渐生，不补血而血渐长，不补肝而肝得养，不补心而心得奉，不补肺而肺得培，不补肾而肾得助。在治疗疑难病症时，本着异中有同、同中有异的原则，随症加减，但要谨守病机，认准脉证，辨证准确，方可得心应手。

临床以脘腹胀满、嗳腐厌食、苔厚腻、脉滑为辨证要点。脾虚，加白术；热积，加黄连；寒积，加炮姜；气滞，加木香。

通过以上分析，可知保和丸广泛应用于临床，在加减化裁的基础上，可以辨证用于治疗肺病、心病、脾胃病、肝胆病、肾病水肿、失眠、郁证等内科杂症。

下面详细介绍李老临床中应用保和丸的体会。

（1）肺系疾病的治疗　肺为清虚之脏，外合皮毛，开窍于鼻，与天气直接相通，故外邪入侵，无论自口鼻而入，或从皮毛而入，均易犯肺而致病。邪入于肺最易化热生痰，单用清肺化痰之品亦有效果，但病家往往伴有纳差运滞，药物吸收也较困难。脾胃为气机升降之枢纽，治痰必调气，脾胃运化水湿正常，肺之宣降复常。化源一开，饮食增进，娇脏得养，则正旺邪却，肺金清肃。《素问·至真要大论》曰："诸气膹郁，皆属于肺。"凡痰浊化热，壅阻气道而致肺气膹郁者皆可用保和丸化裁。现代医学的肺大疱、肺气肿、气管炎、支气管扩张、肺结节、肺栓塞、肺炎等辨证属于该型者皆可应用。

1）咳嗽的辨证要点：症见咳嗽吐痰、量多色黄、质黏，气短、乏力，头晕，头重如裹，纳差，食欲不佳，舌红，苔黄腻而厚或白厚而兼黄色，脉多弦滑。多属痰热蕴肺证。其中咳嗽痰多色黄、纳差、舌脉是辨证的关键。

2）咳喘的辨证要点：症见咳喘，哮鸣音明显，吐痰量多，胸部憋闷，心悸气急，脘腹胀满，纳差，四肢乏力，夜寐欠佳，二便可，舌质暗红或淡红，苔白腻而兼黄色，脉多沉滑。多属痰浊蕴肺证。其中咳喘吐痰、吐痰量多、脘腹胀满、纳差、舌脉是辨证的关键。

3）肺胀的辨证要点：症见喘咳，胸部憋闷，痰多微黄，心悸气促，脘腹胀满，纳差，颜面及双下肢浮肿，畏寒肢冷，口唇紫绀，舌质暗红，苔白腻，脉沉滑。多属痰瘀蕴肺证。其中喘咳、胸部憋闷、心悸气促、口唇紫绀、舌脉是辨证的关键。

（2）心系疾病的治疗　心为火脏，其血脉生化均来于脾胃，气血生化不足则心之阴阳俱虚。火为阳，以通明为其所用，痰浊瘀血为阴邪，心神易为之蒙蔽，而调理脾胃可绝痰湿。同时心中之火为君火，肾中之火为相火，君相相济方能使国家（身体）安康，赵献可著《医贯》认为，人身之主非心而为命门，故治心又当佐以温肾之品。现代医学上的心律失常、心衰、心肌缺血等辨证属于该型者皆可应用。

1）不寐的辨证要点：症见失眠，入睡困难，多梦，面色焦虑，眶下色黑，心烦急躁，口苦，胸闷，纳差，食后腹胀，舌质红，苔黄厚，脉弦滑。多属痰热扰神。其中失眠、胸闷、纳差、食后腹胀、舌脉是辨证的关键。

2）心悸的辨证要点：症见心悸，呈陈旧性发作，胸闷，时有头晕，夜寐欠佳，不易入睡或睡后易醒，纳差，面色无华，倦怠，舌质暗红，苔白腻，边有齿痕，脉沉弦而结代。多属痰浊扰心型。其中心悸、胸闷、纳差、舌脉是辨证的关键。

3）胸痹的辨证要点：症见阵发性胸部闷痛，每次发作持续数分钟，遇阴雨天易诱发，伴形体肥胖，痰多气短，纳呆乏力，舌质暗，舌体胖大，苔厚腻，脉滑。多属痰浊闭阻型。其中胸部闷痛、痰多、纳呆、舌脉是辨证的关键。

4）癫痫的辨证要点：症见发病时突然昏仆，口中如羊叫声，抽搐吐沫，息粗痰鸣，目睛上视，牙关噤急，每次发作2~3分钟，渐醒如常人，仅感倦怠乏力，平素口苦咽干，便秘溲黄，纳呆，舌质红，苔黄腻，脉滑数。多属痰热扰神型。其中昏仆、如羊叫声、抽搐吐沫、息粗痰鸣、目睛上视、牙关噤急、纳呆、舌脉是辨证的关键。

5）痴呆的辨证要点：症见表情呆滞，反应迟钝，沉默寡言，言语不清，记忆力、计算力、定向力、理解力均明显减退，伴纳呆，口泛痰涎，舌质暗，有瘀点，苔白厚，脉沉弦滑。多属痰浊蒙闭型。其中表情呆滞、记忆力明显减退、纳呆、舌脉是辨证的关键。

6）健忘的辨证要点：症见记忆力下降，易忘事，平素入睡困难，眠浅易醒，醒后不易入睡，纳可，二便调，舌质暗红，苔白厚稍黄，脉沉弦滑。多属痰浊郁阻型。其中记忆力下降、舌脉是辨证的关键。

（3）脾系疾病的治疗　胃以降为顺，脾以升为和，由嗜食辛辣或饮酒厚味，饮食积滞或过食生冷瓜果，致胃失和降，升降失调，气机紊乱，聚生痰浊。"脾为生痰之源，肺为贮痰之器"，《素问·阴阳应象大论》曰："浊气在上，则生䐜胀。"积滞除，气机顺，痰浊消，脾胃健，气血有源，机体功能恢复。现代医学的浅表性胃炎、十二指肠球部溃疡及炎性病变、胃溃疡、胃石症、胆汁反流性胃炎、反流性食管炎、霉菌性食管炎、糖尿病性胃轻瘫等辨证属于该型者皆可应用。

1）胃痛的辨证要点：症见胃脘胀痛，胸闷，纳呆，呃逆，嗳腐，口苦，眠差，二便调，舌质暗红，苔白根部微黄，脉沉弦滑。多属饮食停滞型。其中胃脘胀痛、胸闷、纳呆、舌脉是辨证的关键。

2）胃胀的辨证要点：症见胃脘部闷胀，进食后加重，纳差，大便干，多日一行，小便正常，口干，舌质暗红，苔白厚腻，脉沉弦。多属饮食停滞型。其中胃脘部闷胀、纳呆、舌脉是辨证的关键。

3）胃痞的辨证要点：症见胃脘胀满，时有疼痛连及右肋，纳食少，口臭，二便调，身困乏力，舌质暗红，苔薄黄略腻，脉沉弦。多属饮食停滞型。其中胃脘胀满、纳食少、舌脉是辨证的关键。

4）呃逆的辨证要点：症见呃逆，进食后加重，胸膈痞满隐痛，泛酸烧心，口干咽燥，纳呆，眠差，大便干，小便黄，乏力，舌质暗红，苔薄腻略黄，脉沉弦滑。多属食滞中脘型。其中呃逆、纳呆、舌脉是辨证的关键。

5）便秘的辨证要点：症见大便干，排便困难，多日不行，纳可，舌质暗红，苔中后部黄腻，脉沉弦数。多属湿热中阻型。其中大便干、舌脉是辨证的要点。

（4）肝系疾病的治疗　肝属木，其性条达疏泄。脾属土，主运化水湿和精微。肝木抑郁则必先乘脾土，或日久化热者，或肝郁不舒者，或浊水内留形成臌胀者。现代医学上的病毒性肝炎（甲、乙、丙型等）、药物性肝损害、脂肪肝、胆囊炎、胆石症等，属于该型者皆可应用。

1）中风的辨证要点：症见肢体半身不遂，头晕、两鬓胀痛、胸闷，患者平素嗜烟酒，肥甘厚味，纳差，二便调，舌质暗红，苔白腻，舌底络脉青紫、脉弦滑。多属痰瘀阻络型。其中肢体半身不遂、纳差、舌脉是辨证的关键。

2）头痛的辨证要点：症见头痛，闷痛为主，纳差，晨起恶心，入睡难，梦多，面无华，舌质淡，边有齿痕，苔白，脉沉细弦。多属痰浊阻滞型。其中头部闷痛、纳差、舌脉是辨证的关键。

3）眩晕的辨证要点：症见头晕，如坐舟车，伴恶心、呕吐，听力减退，平素嗜肥甘厚味，形体肥胖，纳差，舌苔白腻，脉滑。多属痰浊中阻型。其中头晕、纳差、舌脉是辨证的关键。

4）臌胀的辨证要点：症见腹大如鼓，如囊裹水，面色黧黑，神疲乏力，胃脘胀满，纳差，食少易胀，四肢消瘦，小便少，大便溏，舌苔白，根部黄腻，脉沉弦而滑。多属湿热蕴结型。其中腹大如鼓、纳差、食少易胀、舌脉是辨证的关键。

5）胁痛的辨证要点：症见双侧胁肋部疼痛反复发作，呈胀痛，口苦，平素厌油腻，纳差，食后胃中胀满，大便时干时稀，小便可，舌质红，舌体胖，边有齿痕，舌中后部苔黄厚腻，双脉沉弦滑。多属湿热蕴结型。其中胁肋部疼痛、纳差、食后胃中胀满、舌脉是辨证的关键。

（5）肾系疾病的治疗　肾主水，司二便，脾属土，主营养物质的消化吸收、水液的运化。《素问·至真要大论》云："诸湿肿满，皆属于脾。"所以用培土制水，是针对痰湿阻滞，消化差而设，与脾虚不运的补中益气、益气健脾迥然不同，不可不辨。

水肿的辨证要点：症见全身浮肿，腰以下为甚，脘腹胀闷，纳减乏力，面色无华，神疲少尿，舌质淡，苔白滑，脉沉弱。多属脾阳虚损型。其中全身浮肿、纳减乏力、舌脉是辨证的关键。

（6）疑难杂症的治疗　胃为五脏六腑之海，胃虽为一个腑，只有受纳和传输水谷的功能，但它的作用却非常大。人离开母体后，一切营养物质来源，全赖于胃的受纳消化，所以"胃为后天之本"。水谷是人体营养物质的总称，所以《灵枢·海论》说"胃者，水谷之海"，五脏六腑所需营养物质皆源于胃。《灵枢·五味》曰"胃者，五脏六腑之海"，可见胃对人体健康的重要性，所以又有"有胃气则生""无胃气则死"的论断。所以脾胃作为后天之本，如果生理功能失衡，就会导致疾病发生。

1）高脂血症的辨证要点：症见平素未见明显特殊不适，体检时发现血脂高，舌质淡暗，苔白厚腻，脉弦滑。

2）痹证的辨证要点：症见患者关节处疼痛，晨起双手水肿，纳可，眠可，便秘，舌体胖大，舌质淡，苔薄白稍黄，有齿痕，脉沉弦。其中关节疼痛、舌脉是辨证的关键。

3）耳鸣的辨证要点：症见耳中蝉鸣，听力减退，饮食量少，饱食后胃胀，大便稀，舌质暗，舌体胖，苔白微黄多津，脉沉弦。其中耳鸣、饮食量少、舌脉是辨证的关键。

4）强直性肌营养不良的辨证要点：症见四肢无力，肌肉稍萎缩，少气懒言，纳差，大便不成形，眠差，舌体胖大，舌质淡红，舌中后部苔黄厚，有齿痕，脉沉弦稍细。其中肌肉稍萎缩、纳差、舌脉是辨证的关键。

5）甲状腺功能减退的辨证要点：症见眼睑、面部口唇肿胀，痰多，纳呆，腹胀，便秘，记忆力减退，形体偏胖，舌质淡胖，苔白腻，脉沉细兼滑。其中痰多、纳呆、腹胀、舌脉是辨证的关键。

6）口中异味的辨证要点：症见口中发甜，伴有口中黏滞不爽，泛吐厚浊涎沫，纳少，食后胃脘作胀不适，眠差，大便不爽，小便黄，舌质淡暗，舌体略胖，舌边有齿痕，舌苔白腻微黄，脉沉缓无力。其中口中异味、纳少、舌脉是辨证的关键。

7）牙痛的辨证要点：症见牙痛，呃逆，平素头部昏沉，吐白痰，吐痰不利，纳食少，易犯困，二便调，舌红，苔白厚腻，脉弦。其中牙痛、纳食少、舌脉是辨证的关键。

8）汗证的辨证要点：症见盗汗或自汗，大便不成形，解大便时有黏滞不尽感，小便可，平素眼干涩，眼分泌物多，纳可，眠可，舌质淡红，苔薄稍黄，脉沉弦滑。其中盗汗、大便不成形、解大便时有黏滞不尽感、舌脉是辨证的关键。

9）腰痛的辨证要点：症见腰背部酸困疼痛，尤以久站、久坐时明显，且双下肢乏力，纳眠可，大便稀、不成形，舌质淡，苔白腻，舌体大，脉沉细。其中腰痛、大便不成形、舌脉是辨证的关键。

10）燥证的辨证要点：症见口干、舌干（舌苔中间不适，乏津），口苦，夜间较重，不欲饮水，纳可，二便调，舌质红，苔薄稍黄，脉弦缓。其中舌脉是辨证的关键。

11）虚劳的辨证要点：症见疲劳，怕冷，胃纳不佳，不欲饮食，二便调，舌质红，苔少，脉沉细。其中胃纳不佳、舌脉是辨证的关键。

综上所述，正如李老经常说的，治病应因时制宜，临床应用中要做到"有方"和"守方"。保和丸应用范围是广泛的，不能局限于其治疗饮食积滞之证，要谨守其体现的治疗大法，遵循治疗大法，时刻掌握中医的灵魂辨证论治，恰当加减化裁，做到异病同治，扩大其应用范围。随着社会的变迁，疾病谱已发生了变化，尽管形成这些疾病的病理因素有很多，但李老个人认为其主要病理不离"痰瘀"二字。保和丸虽属消法的方剂，但它确是消痰、化积、解郁、散结的良方，临床中只要脉证合参符合其辨证要点，用之多效如桴鼓。

三十三、谈保和丸加减治疗鼻窦炎

鼻窦炎可归属于祖国医学"鼻渊"范畴。鼻渊病名，首见于《素问·至真要大论》："少阴之复，燠热内作，烦躁鼽嚏……甚则入肺，咳而鼻渊。"《素问·气厥论》指出："胆移热于脑，则辛頞鼻渊。鼻渊者，浊涕下不止也。"王冰释鼻渊曰："涕下不止，如彼水泉，故曰鼻渊。"而王永钦《中医耳鼻咽喉口腔科学》（人民卫生出版社，2011，第2版）中把鼻渊分为急鼻渊与慢鼻渊，皆以鼻流浊涕、鼻塞、头痛为主症，急鼻渊失治可转变成慢鼻渊。

鼻居面中，为阳中之阳，是清阳交会处，鼻又为一身血脉所经，故鼻与脏腑经络有着密切的联系。鼻渊在外虽表现于鼻，但却反映了体内脏腑、经络的病变，临床上多由于素体偏弱，加上生活起居失常，寒暖不调、受凉受湿或过度疲劳之后，外邪侵袭引起肺、脾、胆之病变而发病。中医对本病有实证与虚证之分。实证起病急，病程短；虚证病程长，缠绵难愈。本病发病率高，影响学习、生活，甚至可引起严重并发症，如慢性中耳炎、腺样体病变、贫血、哮喘、胃肠疾病等全身疾病。长期鼻阻塞和张口呼吸，可导致患儿颌面、胸部以及智力发育不良。抗生素的广泛应用已使并发症明显减少，但因儿童身体未发育完善和抵抗力低，发生并发症的倾向仍高于成人，故应积极治疗。

对于该病的治疗，多数医家从虚实论治。实证分为：①肺经风热、郁火不散型，治宜肃肺清热、宣通鼻窍，方以银翘散合苍耳子散加减；②胆腑热盛、肝火内燔型，治宜泻肝胆热、利湿通窍，用龙胆泻肝汤加减；③湿热困郁、浊阴不降型，治宜清泻湿热、芳香化浊，选用黄芩滑石汤加减。虚证分为：①肺脾气虚型，治宜补中益气、升阳固表，用补中益气汤加减；②肾阳亏虚型，治宜温补肾阳、纳气归元，用五子衍宗丸加减。

对于该病，李老根据多年临床经验辨证论治，认为本病属虚者虽亦有之，但远不如属实者多见。属实者，李老认为其与肺、脾、肝关系密切，病理因素主要有风、湿、热，其中湿热蕴结脾胃导致的鼻渊，李老多选用保和丸加减治疗。本证多由急性鼻渊失治，湿热稽留，或过食酒醴肥甘之物，滋湿生热，湿热郁困脾胃，运化失常，湿热之邪循经上蒸于鼻窦，以及湿热内侵，蕴积不去，留滞鼻窦，腐灼肌膜所致，以致鼻涕黄浊，涓涓长流。临床多见鼻涕黄浊而量多，涓涓流出，鼻塞重，嗅觉消失，并见头痛，头重如裹，肢倦，食欲不振，脘腹胀满，小便黄，舌质红，苔黄腻，脉滑数或濡。对于此病的治疗，亦是根据异病同治的原则。湿与痰都是由水津代谢障碍所引起的病理性产物，一源而二歧，二者在性质、证候表现上有异有同，但二者之间关系密切。李老使用保和丸为主方，因脾胃为后天之本，脾胃运化正常，气机调畅，病理产物自消，痰湿自除，诸症皆平。

三十四、谈保和丸加减治疗脑病

有关保和丸治疗脑部疾病，李老在临床上应用较为广泛，其经常用于中风、痴呆、头痛、眩晕、不寐等疾病中，其加减应用多能改善患者临床症状，疗效是值得肯定的。保和丸治疗脑部疾病，是消法在脑病治疗中的具体体现，现就其治疗作以阐述。

脑位于人体最上部，深藏于颅腔之内，其外为头面，内为脑髓，上至天灵盖，下至风府穴，是全身最致密的器官。风府以下，脊椎骨之内为脊髓，脊髓上通于脑，成为脑髓。脑与全身骨髓有密切联系，是精髓和神明汇集之处。人的视、听、嗅、感觉、思维和记忆力皆与脑有紧密联系。脑为元神之官，生命之主宰。脑为元阳元阴太极之脏，人体阴阳之统领，寤寐交变之总枢，五脏六腑之总帅。脑藏髓，主神志，智能出焉。脑协调五脏六腑，统辖四肢百骸。脑开窍于五官，灵机现于瞳子，应于语言，脑之经脉为任、督二脉而统帅诸阴诸阳。

脑为清灵之脏，内藏元神，易虚易实；位居高巅，多火多风，易降难升；精津所化，多气多血，痰瘀易生；司主神明，病易扰神，易见神蒙。李老认为，随着社会的发展及人们饮食结构等生活方式的变化，形成脑病的诸多致病因素当中痰瘀占了较大比例，痰瘀交结证是诸多脑病在发生发展过程中的一个重要病机阶段。头为诸阳之会，"十二经脉，三百六十五络，其血气皆上于面而走空窍"（《灵枢·邪气脏腑病形》）。脑为多气多血之脏，靠津精滋养，位居最高，气机升降最易失调，一遇气虚、邪阻，则血瘀、津停、痰生。

中医认为生痰的原因，或饮食不节，嗜酒肥甘，或形盛气弱，或劳累过度，中气亏虚，脾失健运，聚湿生痰，或肝阳素旺，横逆犯脾，脾运失司，内生痰浊，或热盛炼津为痰，均可使痰浊内生，阻滞经络发为中风、眩晕等脑病。产生瘀的原因，因久病入络，或因伤致瘀，瘀血内停，阻滞脑络所致。痰浊与瘀血为同源异物，既是病理产物又是致病因素，互相依存，互相为用。痰浊随气血而动，无处不到，内至脏腑，外至经脉，阻碍气血运行，日久则痰瘀互结，闭阻脉络。故张山雷云："痰涎积于经隧则络中之血必滞。"《诸病源候论·诸痰候》说："诸痰者，此由血脉壅塞，饮水积聚而不消散，故成痰也。"痰浊瘀血留滞脉络，血脉阻滞，在脑则阻遏清阳，神机失用，出现痴呆、中风、头痛、偏瘫、眩晕等病证。

《医学心悟》云："消者，去其壅也。脏腑、筋络、肌肉之间，本无此物，而忽有之，必为消散，乃得其平。"李老认为保和丸是消法中颇具代表性的方，因其一则可和脾胃，消痰积散郁结，消各种有形之邪，有利于正气的恢复；二则可促进药物的吸收，使药物发挥出最大功效，促进病情痊愈。其使用是极其广泛的。

缺血性中风，李老认为，"痰"贯穿于多数患者病情发展中。发病后由于气血逆乱，津液运行不畅，可生痰，而痰又可致瘀，瘀复可致痰，终成痰瘀互结。治予保和丸加减。保和丸可调理后天之本，一则除脏腑经络之积滞顽痰，二则健脾运，畅肝气。正如《东垣十书》所言："中风为百病之长，乃气血闭而不行，此最重痰。"盖此理也。

对于痴呆的治疗，李老多采用三步疗法。第一步，和中化痰，以资化源。盖中焦为生化之源，亦为生痰之源，痰浊阻滞脉道，使血流受阻，清阳不升，则元神失养。治宜保和丸加远志、石菖蒲、郁金，使中焦健运，痰源乏竭，血行流畅，而元神得养。第二步，化痰祛瘀，疏通经络。方用保和丸合桃红四物汤加蔓荆子、菊花、丹参。若痰瘀祛，脉络通，则呆症可除。第三步，补肾益髓，增进智能。经过前两步的治疗，患者纳食增进，脉道渐通，则虚之可补。三步当中，始终注重消法的应用，这就是李老经常说的不补气而气渐生，不补血而血渐长，不补肝而肝得养，不补心而心得奉……

对于头痛、眩晕，随着人们生活、饮食方式的改变，饮食不节、调摄无度、情志内伤、静卧少动等因素引起脏腑功能失调，气血运化不畅，尤其是脾胃运化失职，肝胆疏泄失常，导致痰浊瘀血等壅积而成，痰浊留于体内，蒙蔽清窍，滞涩脉道，气血受阻而发病。故辨治仍需从脾胃入手，保和丸能消滞开瘀，化痰散结，调理脾胃，改善代谢，正中病机，故有桴鼓之应。

总之，对于脑病的治疗要重视消法的应用，重视脾胃。脾胃为后天之本，气血生化之源，脾胃功能恢复，不但可以化生气血津液，营养他脏及全身，而且更有助于药物的吸收，进而促进疾病的康复。然而这里强调要注重辨证论治，加减化裁始终是灵魂，李老在此基础上化裁出诸多方剂，并用于降脂、软化血管，预防中风的发生和复发。

三十五、谈保和丸治疗低血压性眩晕

验案举例 有一位王女士，反复头晕了半年多，她呕吐比较厉害，一恶心就吐，看过了很多医生，西医中医都看过。吃盐酸地芬尼片可以缓解，但是血压不高，120/80 mmHg。之前也看过中医，喝过天麻钩藤饮、半夏白术天麻汤之类，但是效果其实并不好。李老接诊后看了她的检查，头颅CT、MRA、MRI未见异常，经颅多普勒超声（TCD）提示椎基底动脉供血不足，血脂检查甘油三酯2.0 mmol/L。仔细询问后，这位女士自诉头晕眼花，恶心呕吐，呕吐的都是痰涎之物，纳少。舌体胖大，舌边有齿痕，舌质暗红，苔白腻，脉沉细略弦。李老当即开方：天麻15 g，菊花20 g，蔓荆子10 g，葛根20 g，当归15 g，川芎12 g，白芍20 g，陈皮10 g，半夏10 g，茯苓30 g，莱菔子12 g，山楂20 g，建神曲10 g，连翘10 g，泽泻20 g，枸杞子20 g，山茱萸20 g，丹参20 g，甘草10 g。7剂，每日1剂，水煎服。

二诊：头晕目眩减大半，偶有恶心，未见呕吐，纳可，舌边齿痕消退，舌体稍大，舌质暗，苔白微腻，脉沉细。处方：上方加白术15 g，猪苓30 g，砂仁10 g，10剂。服上方10剂后告愈。

以症状命名的眩晕病，囊括了现代医学的多种疾病，尤以原发性高血压椎基底动脉供血不足、低血压、颈性眩晕等为多见。根据当今的社会环境，眩晕病多虚中夹实，风火痰瘀虚相互为患。李老根据丹溪学说"无痰不作眩"及东垣学说"脾胃虚则九窍不通"之理论，用保和丸化裁一方多用，调中州而驭四旁。首因脾胃为后天之本，气血生化之源，脾胃健运，则气血化源充足，五脏安和，九窍通利，如此则"其神明自湛然长醒"。又因脾主升发清阳，胃主通降出泄浊阴，构成人体气机升降运动之枢纽。脾胃升降有序，方能使人体"清阳出上窍，浊阴出下窍，清阳发腠理，浊阴走五脏"，而呈现和谐之态。故健运脾胃，可升清降浊，使清阳之气出上窍而达于脑。此外，李老治疗眩晕以保和丸适当配以化痰、祛瘀、平肝、熄风、清火等药物，使痰者消之，瘀者化之，风者熄之，火者清之，阳亢者平之，虚者补之，从而达到邪渐去而正向安之目的。

　　上案为气血不足，脾运失健，痰浊内生，挟瘀上蒙清阳所致。气血亏虚，清窍失养所致。本病多有久病、术后、外伤、产后等气血亏乏之诱因。气血者，人身营养之根本，与心主血、肝藏血、脾统血相关。血虚则气衰，气衰则神疲，气血不荣，清阳不升，脑窍失养，则发为眩晕。方中天麻祛风通络，虚实眩晕皆可用之；菊花、蔓荆子疏风清利头目；葛根入阳明经，鼓舞脾胃升发清阳，以助气机升降，从而使血脉通利而止眩晕；当归、川芎、丹参、白芍补血活血，促进血运，利于血行；泽泻利湿化浊；枸杞子、山茱萸滋补精血；保和丸升清降浊，使三焦气机得展。诸药相须，功在和中健脾以化痰，活血祛瘀以通络，养血升清以开窍，则眩晕可除。

三十六、谈保和丸化裁治疗炎症性肠病

　　验案举例　王某，男，39岁，2013年8月13日初诊。患者3年来间断性腹泻，腹痛即泻，大便带血，呈红色，口干，面无血色，双腿酸困无力，眠差，常因腹痛腹泻起夜3～4次，白天平均腹泻5次，左小腿夜晚睡觉时酸困，曾有抽筋现象，纳可，小便可，舌质淡，苔白，脉沉弦细。曾在郑州某三甲医院做结肠镜检查示：溃疡性结肠炎。辨证：气血两虚，中焦失和，脾肾阳虚。治法：益气养血，温补脾肾。方药：保和丸合桃花汤、乌贝散加减。茯苓30 g，焦山楂20 g，半夏10 g，炒莱菔子15 g，连翘20 g，焦神曲10 g，陈皮12 g，当归15 g，白芍20 g，川芎12 g，太子参20 g，麦冬15 g，五味子15 g，煅瓦楞子20 g，白及粉10 g（冲服），川贝母10 g，乌贼骨20 g，黄芪15 g，赤石脂20 g，干姜15 g，粳米30 g，甘草6 g，生姜3片，大枣5枚。20剂，每日1剂，水煎取汁500 mL，分2次服。

　　二诊（9月8日）：服上方后，腹痛减轻，腹泻次数减少，便血减少，口干减轻，余症如前，舌质淡，苔白略腻，脉沉弦。继以原方加太子参至

25 g，赤石脂至25 g，以增益气生津、涩肠敛血之功。14剂。

三诊（9月25日）：服前方后，口干症状完全消失，自诉身体较前有力，偶有腹痛、腹泻，基本痊愈。继续守上方巩固治疗。

炎症性肠病主要是指溃疡性结肠炎，是胃肠系疾病的重要病证之一，它是一种常见病，具有原因不明、病情缠绵、常反复发作、治疗较棘手、多发难治等特点。目前治疗的问题集中在副作用和高复发率上。

炎症性肠病属中医学"濡泄""飧泄""肠澼""肠风""下利""泄泻""脏毒"等范畴，病位在大肠，与脾胃、肝肾相关。皆因饮食不慎或进食生冷、辛辣、油腻食物则大便质溏，次数明显增多或有未消化食物，尚有纳呆、纳少、纳后脘闷腹胀不适，面色萎黄无华，身体倦怠乏力，消瘦，迁延日久则影响人体的各项生理功能和免疫能力。临床中发现许多成年人的脾胃、肠道由于生活、工作奔波劳累，感受风寒和湿热及饮食生冷、嗜辛辣肥甘厚味等，而为外邪、饮食所伤，正如《内经》所云："寒气生浊，热气生清。清气在下，则生飧泄；浊气在上，则生膜胀。"张景岳也说："泄泻之本，无不由于脾胃。盖胃为水谷之海，而脾主运化，使脾健胃和，则水谷腐熟，而化气化血，以行营卫。若饮食失节，起居不时，以致脾胃受伤，则水反为湿，谷反为滞，精华之气不能输化，乃致合污下降，而泻痢作矣。"说明脾胃受伤，健运失司，小肠清浊不分，湿浊蕴结肠道，或寒化，或郁而化生湿热，都能致大肠传导失常。另外，年老久病体弱，命门火衰，脾胃失于温养，脾胃寒则运化失司，亦发腹痛作泻；情志所伤，肝气横逆，克伐脾土，致肝脾不调，则气滞血瘀，饮食难化，亦作腹泻，这正如张景岳所说："凡遇怒气便作泄泻者……此肝脾二脏之病也。"张锡纯亦云："《内经》谓肝主疏泄，肾主闭藏。夫肝之疏泄，原以济肾之闭藏，故二便之通行，相火之萌动，皆与肝气有关。"李老在和中健脾的基础上，提出四法治疗本病，临床应用多起良效。

1. 和中健脾、温中清热并用法

《素问·太阴阳明论》曰："食饮不节，起居不时者，阴受之……阴受之则入五脏……入五脏，则腹满闭塞，下为飧泄，久为肠澼。"患者一为饮食所伤，平素饮食过于辛辣厚味，或饥饱失调；二为劳倦内伤，致久病体虚，脾胃虚弱，不受纳水谷、运化精微，反聚水成湿，积谷为滞，湿浊内生，郁久则肠腑化生湿热，清浊不分，混杂而下。治以和中健脾、温中清热并用之法。方以保和丸、香砂六君子汤、香连丸化裁。组成：保和丸、香砂六君汤、干姜、山药、白扁豆、鸡内金、麦芽、赤石脂、禹余粮、黄连、木香、槐花、地榆、白芍、甘草。用保和丸升清降浊，调理脾胃宣畅中州为君。用香砂六君子汤化裁加干姜、山药、白扁豆、鸡内金、麦芽益气健脾、温中行气、化湿和胃为臣，其功在补中寓消，补而不滞。善用药对，赤石脂、禹余粮二药皆入胃、大肠经，赤石脂善护肠中之络膜，且可涩肠固下，预防和治疗肠道出血；禹余粮功专涩肠止泻，伍用则走血走气相互促进、调整大肠气血并施，则止泻益功。柯琴曰："然大肠之不固，仍责在胃；关门之不闭，仍责在脾……二石皆土之精气所结，石脂色赤入丙，助火以生土；余粮色黄入戊，实胃而涩肠……实以培中宫之本也。"黄连、木香、槐花、地榆、白芍、甘草清肠中湿热，厚肠胃，调气行滞，缓急止痛为佐使，以调胃肠。全方健脾清热化湿、温中理气并投，则正复邪却。

2. 和中健脾、理气止痛、芳化湿热、"分利"止泻法

本法多用于痰、湿、热并重者。方选保和丸加青皮、木香、枳壳、白芍、郁金、赤石脂、黄连、槐花、地榆、生薏苡仁、赤小豆、白豆蔻、佩兰、甘草。用保和丸加青皮、木香、枳壳消导以化痰湿，消气滞、食积为君。白芍、郁金疏肝利胆以助运化；大肠滑脱不禁，以赤石脂固涩为用，以养肠络；黄连、槐花、地榆清肠中湿热，妙用生薏苡仁、赤小豆渗利湿热以安肠腑，使湿热从小便而去，可谓"分利"止泻之意也；白豆蔻、佩兰芳化湿浊，则湿除热去，中焦宣畅，气机复常；甘草调和诸药以助运化。全方和中理脾，疏肝解郁，芳香化浊，清利大肠湿热，则顽疾可除。

3. 和中扶土抑木法

恼怒抑郁伤肝，肝郁化风，风阳上扰，又因饮食不当伤于脾胃，致使木克脾土，湿浊不化，蕴结胃肠，升降失司。方选保和丸合砂仁、青皮、郁金、白芍、女贞子、地龙、龙骨、牡蛎、甘草。用保和丸合砂仁升清降浊，

调畅中焦气机，辅以青皮、郁金疏畅肝胆以助脾胃运化，为君。白芍、女贞子、地龙扶肝阴以抑肝阳，为臣。龙骨、牡蛎药对为佐药，正如张锡纯所评："龙骨、牡蛎，以敛戢肝火，肝气自不至横恣""人身阳之精为魂，阴之精为魄。龙骨能安魂，牡蛎能强魄。魂魄安强，精神自足，虚弱自愈也"。甘草调和诸药，为使。全方功在抑肝扶脾以和中焦而安肠胃，安魂魄助以平肝以抑肝阳，则病可愈。

4. 调和中焦、温中阳以健脾、濡养肠络以止泻法

劳倦内伤，情志失畅，久而体虚，引发脾胃虚弱，为腹泻发病之本，寒湿内盛为发病之标。肾为胃之关，司二便，张景岳云："关门不固，则气随泻去，气去则阳衰，阳衰则寒从中生……且阴寒性降，下必及肾。"所以泄泻不愈发自太阴，传于少阴而为肠澼，兼之年老久病，肾气不足，肾阳受损，命门火衰，脾失温煦运化失常而发本病。方选保和丸合谷芽、麦芽、赤石脂、禹余粮、山药、白扁豆、干姜、砂仁、生脉散、葛根、肉豆蔻、甘草。用保和丸合谷芽、麦芽功在健脾助运、调畅气机为君。赤石脂、禹余粮固涩以养肠之络膜为臣。山药、白扁豆、干姜、砂仁健脾以温中阳、厚肠胃、除水湿以固大肠，化湿浊而止泻；生脉散（红参方）大补元气以鼓动血脉且助脾肾之阳气，滋其阴精以充养血脉，此谓扶正以祛邪；葛根升发脾胃之阳气，肉豆蔻温脾暖胃，升清降浊，专固大肠，共为佐药。甘草调和诸药，为使。全方相须为用疗效益彰。

脾虚生湿，或寒化或热化，贯穿本病的各个证型。大肠传导变化作用是胃降浊功能的延续，亦与肺肃降功能相关。抓住脾胃是关键，久泻宜消补兼施，以通为用，《灵枢·本输》云："大肠小肠皆属于胃，是足阳明也。"以保和丸化裁功可升清降浊，清热利湿，调理胃肠，疏肝补肾，行气止泻。依据炎症性肠病的表现及肠镜等诊查结果，切合四诊，运用同病异治、异病同治法则，辨病、辨证施以相关治法，强化脾胃"中焦如沤"的生理功能，使人体气机升降之枢机得展，下焦肝肾得以疏养，大肠主液传导复常。方中补中有消，消中有补，补不碍滞，消不伤正，促进药物和饮食营养吸收。保和丸应用广泛，它遵循《内经》关于脾胃为后天之本的基础理论，结合当今

时代人们饮食结构及工作、生活起居特点，临证化裁，寓补于消，为炎症性肠病提供了一种治疗思路，值得临床推广运用。

三十七、谈保和丸化裁治疗自汗

保和丸化裁治疗多种临床基础疾病，体现了中医同病异治、异病同治的思想，其对自汗证的治疗，亦是该思想的体现。自汗证由素体薄弱所致，表虚不固、表虚卫弱、情志不调、思虑过度，导致心脾两伤，血不养心，心不敛营；或耗伤阴精，致虚火内生、阴精被扰，不能自藏；或嗜食辛辣厚味，素体湿热偏盛致湿热内盛，邪热郁蒸而引发的自汗，皆可用保和丸化裁，随症治之。

1. 头汗

《伤寒论》云："但头汗出，身无汗，齐颈而还。"对于头汗，仲景多有论述，认为引起头汗的原因是无形邪热郁于胸膈，"被火"误治，热盛津劫，阴竭于下，阳无所依附而上越，邪热与有形之邪相结，枢机不利，水饮内结。后世对头汗的辨治多遵仲景之法，并在此基础上加以发展。《张氏医通·杂门》云："头汗，头为诸阳之会，额上多汗而他处无者，湿热上蒸使然，或蓄血结于胃口，迫其津液上逆所致。蓄血头汗出，齐颈而还，犀角地黄汤；头汗，小便不利，而渴不能饮，此瘀蓄膀胱也，桃核承气汤；胃热上蒸，额汗发黄，小水不利者，五苓散加茵陈，甚则茵陈蒿汤微利之；伤寒胁痛耳聋，寒热口苦，头上汗出，齐颈而还，属少阳，小柴胡加桂枝、苓、术和之。"头为诸阳之会，头面前额为足阳明胃经循行部位，头汗多与脾胃关系密切，阳明之热与太阴之湿互结，热欲外越为汗，受黏滞湿邪牵制不得外越，故身无汗，而头为诸阳之会，阳热上蒸，故但见头汗。

治以益气和中、健脾和胃、清热利湿、养血调营之法，方以保和丸、牡蛎散化裁。组方：陈皮12 g，半夏10 g，竹茹12 g，茯苓20 g，炒莱菔子15 g，焦山楂10 g，连翘12 g，白术15 g，煅牡蛎20 g，黄芪20 g，浮小麦30 g，麻黄根20 g，山茱萸20 g，煅龙骨20 g，甘草10 g。

2. 手足掌跖汗

手足掌跖汗，中医认为盖因手厥阴心包经、手少阴心经、足少阴肾经均行于手足，本病症与脾胃密切，与心、肾相关，辨证分型论治以脾胃湿热证居多。《张氏医通·杂门》云："脾胃湿蒸，旁达于四肢，则手足多汗。"脾胃运化失常，湿热蒸腾，迫津外泄。《伤寒明理论》亦云："四肢者，诸阳之本，而胃主四肢。手足汗出者，阳明之证也。阳经邪热，传并阳明，则手足为之汗出。阳明为津液之主，病则自汗出……有手足汗出者，悉属阳明也……及手足汗出者，为热聚于胃，是津液之旁达也。"手足汗证虽责之于脾胃，同时亦与心、肝、肾相关。

李老根据经验，治疗以理脾和胃、芳化湿热、调和营卫、通络利湿、养心固肾之法，方拟保和丸、甘麦大枣汤、牡蛎散化裁。组方：陈皮12 g，竹茹15 g，半夏12 g，茯苓30 g，炒莱菔子12 g，焦山楂15 g，焦建曲12 g，连翘12 g，白术15 g，厚朴12 g，藿香15 g，佩兰20 g，秦艽20 g，蛇床子20 g，地肤子20 g，当归15 g，白芍20 g，浮小麦30 g，山茱萸20 g，五味子20 g，麻黄根15 g，煅龙骨20 g，煅牡蛎20 g，甘草10 g。

方中陈皮、半夏，善化湿痰浊气，且半夏可调节阴阳，竹茹清热和胃，三药辛寒并用，相辅相成，相互制约，其功在健脾清热和胃，除胃中湿热；茯苓甘淡渗利，白术燥湿健脾，固表止汗，一渗一健，中焦水湿则有出路；炒莱菔子、焦山楂共用可消食化积、健脾益胃；藿香、佩兰善清热化湿、和胃醒脾，可用于湿浊中阻，脘痞呕恶等；焦建曲健脾胃、理气化湿，厚朴功专用于湿阻中焦之证，其味辛，散中焦湿热，温以通之，且能升降相因，使中焦湿阻气化，则湿除热自去，则使脾健胃和；因肺主皮毛，以麻黄根、浮小麦益心之气阴，补敛并用，辅龙骨、牡蛎助以潜心阳，且浮小麦味甘，功专补益肺脾之气虚，性凉可益心阴而止汗；地肤子、秦艽利湿热之邪；蛇床子温肾可助气化阳，盖因肾主气化而主汗，《医碥·汗》曰"汗者，水也，肾之所主也"；山茱萸、五味子补肾气、固肾精以壮元气，收敛固涩可助肾之气化，使汗在腠理开合有度；遵朱丹溪"久汗多痰湿"和王清任"久汗多瘀血"，以及肝藏血，主疏泄，调畅气机、调节血量与血汗同源之理论，当归、白芍补血活血养阴以调和营卫。诸药并用，共调脾胃、肺、心、肝、肾，调和脾胃者以灌四旁，疏肝利胆者可调畅气机以助脾胃运化，补心阴、益心气者以养心敛汗，补肾气固涩者可助肾之气化，甘草调和诸药，如此顽疾可除。

此外，手足掌跖汗伴见苔黄腻、脉弦数、大便难者为阳明热盛证，治宜和中清解胃肠，方选保和丸重用莱菔子加竹茹、黄芩、黄连、枳壳、酒大黄；伴见少苔或苔黄、脉细数、心中烦热者为心肾阴虚，治宜和中益阴、固护心肾，方选保和丸去半夏加竹茹、石斛、丹参、山茱萸、太子参、麦冬、五味子、五倍子；伴见舌质淡暗、苔白或白腻、手足不温者为脾胃虚寒，治宜和中健脾温胃，方选保和丸加肉桂、干姜、炙黄芪、党参以温肾阳健脾阳。

3. 胸汗

《张氏医通》曰："别处无汗，独心胸一片有汗，此思伤心者，其病在心，名曰心汗。"心胸部易汗出或汗出过多，多见于心脾两虚和心肾不交之证，为阴阳失衡，气血虚弱，阳气不足，盖因"心之阳不能卫外而为固，则自汗出，包络之火郁发也"（《张氏医通·汗》）。昼日活动时机体阳气敷张，津随阳敷外泄，故胸部有汗出；夜卧卫阳入里，气血虚弱，营卫不和，玄府不密，则胸汗加重。胸部是人体重要部位，内纳心肺、膻中等。膻中乃心主之宫城，为气之海，为心之外围，为宗气之所聚，作用在于蓄精气，保卫心主，宗气旺则气化旺盛，而阴阳和调，精神情绪正常，故《素问·灵兰秘典论》云："膻中者，臣使之官，喜乐出焉。"另外，肾为生气之根，脾胃为生气之源，肺为生气之本，三者均有固护充摄控制血液、津液、精等液态物质的作用。心主血，五脏化液，心在液为汗，汗为津液化生，津血同源于水谷精微，为水谷精气所化，津液为血的主要组成部分，谓津血同源亦为汗血同源。汗其化源在于脾，与心、肾、肺、肝相关，调汗之枢不离于心，调气升降转输之枢纽不离于脾胃。

基于以上认识，李老治以和中健脾、解郁疏肝、益气补血、养心滋肾之法，方选保和丸、生脉散、当归补血汤合方化裁。组方：陈皮10 g，半夏10 g，茯苓30 g，炒莱菔子15 g，焦山楂15 g，焦建曲10 g，连翘12 g，白术15 g，黄芪20 g，当归20 g，川芎10 g，太子参20 g，麦冬15 g，五味子15 g，枸杞子20 g，山茱萸20 g，甘草10 g。

运用保和丸在方中意在调和脾胃，升清降浊，宣通气机，使气血生化有源，营卫得以和调；生脉散可补脾肺之气，敛阴止汗；当归、黄芪益气以生血，可调和营卫；川芎引诸药入心经；白术补气健脾、燥湿利水；枸杞子长于补肾益精、养肝明目，兼可润肺止咳，善治阴虚劳嗽、潮热盗汗；山茱萸补心脾，益气血，补肾气，填精髓，敛汗固涩；甘草调和诸药，和胃以助药物消化吸收。诸药相须，功在补益心脾肾之气，安神宁志，顾护脾胃，气血和调，则胸汗自愈也。

4. 周身多汗

《素问·阴阳应象大论》说："阴在内，阳之守也；阳在外，阴之使也。"阴津内守，全凭阳气固护。若阳气亏虚，不能卫外固密，则阴液外泄，常自汗出。液属阴，汗出过多，心阴不足，阳不潜藏，虚热内生，故汗出夜卧加重。汗为心液，汗出过多，不但心阴受损，亦使心气耗伤，故短气倦怠，夜眠易醒。盖因营卫之气的生成均来源于脾胃运化的水谷精气，营气主内守而属阴，卫气其性慓疾滑利，行脉外，主卫外而属阳，二者阴阳相随，内外相资，运行协调，如环无端，维持、控制正常的腠理开合，控制汗液正常排泄，维持相对恒定的体温，昼精夜寐，以及防御外邪的能力。

根据《内经》"散者收之"和"虚者补之"的治则，治以益气固表、敛阴止汗、充养血脉、补肾固精、调理脾胃、健脾助运、解郁宁心安神之法。方拟保和丸、牡蛎散化裁。组方：陈皮12 g，半夏10 g，竹茹12 g，茯苓20 g，炒莱菔子15 g，焦山楂10 g，连翘12 g，人参10 g，麦冬15 g，五味子15 g，白术15 g，煅牡蛎20 g，黄芪20 g，浮小麦30 g，麻黄根20 g，山茱萸20 g，煅龙骨20 g，甘草10 g。

方中煅牡蛎咸涩微寒，敛阴潜阳，长于收涩止汗，黄芪味甘微温，益气实卫，固表止汗，黄芪、牡蛎须用则一实卫，一固营，相得益彰；麻黄根、甘草功专止汗；浮小麦甘凉，专入心经，养心气，退虚热；白术既能补益以健脾，又能燥湿、利尿，固表止汗；龙骨与牡蛎配伍，可镇静安神，以改善睡眠、敛阳；保和丸健脾助运，调和脾胃，升清降浊，以促水谷精微物质化生，使气血得充、营卫得养，乃治本之法，其中连翘一味尚有解郁清热散结之功，可改善睡眠，通调三焦，畅达血脉，保肝护心；山茱萸固涩补肾；生脉散功在滋其阴精以充养血脉，扶其正气以鼓励血脉，使气阴两虚者得以复生。诸药为用，和中健脾以益气阴，清心热，解心郁，补敛并用，潜心阳，敛心液，固肌表，可使阳气复，卫外固，心阳潜，则阴阳平衡，周身多汗出可止。

自汗虚证有阳虚、气虚、血虚、阴虚、气阴两虚；实证有营卫不和、脾胃湿热、肝胆湿热、瘀血内阻、肝气郁结、阳气亢盛、风邪袭表、痰阻等。自汗、盗汗之辨析不在于汗出的时间是白昼还是夜晚，也不在于是睡眠还是醒寤，主要根据伴随的症状与体征所反映的证候性质而定。不论自汗、盗汗，凡是伴有虚热之证者，皆属阴虚所致；凡伴有虚寒之证者，皆属阳虚而成。自汗与心、肝、胆、脾、胃、肺、肾脏腑相关，其症状可在紧张、兴奋、受热或进食刺激性食物后加重，诊断可先采取相关检查排除神经系统器质性疾病及结核病、糖尿病、甲状腺功能亢进、风湿热等导致的自汗；结合四诊，运用"寓补于消"法。该法是在消法的基础发展而来，因随着人们生活水平普遍提高，食多甘美，饮多酒浆，生活节奏加快致精神状态紧张，兼交通工具改善，运动量减少，生活与工作压力较大，均可导致人体气机紊乱，脏腑气血阴阳失调。故罹患本病多虚实夹杂，治疗中出现不少患者貌似虚弱但不受补的现象，究其因有七情不舒而致胃纳呆滞者，有嗜食肥甘而中满不化者，有肝气横逆而胃气受戕者，有安逸怠卧而脾气不展者，此际施补，即现脘满呕逆。

对于上述情况，基于脾胃主受纳，为五脏六腑之海，治疗当以和中消食为先。保和丸其功熔升、降、消、散、温、凉、化、导为一炉，可藉以除壅滞、开化源，化源一开，水谷之精微便源源不断进入机体，余脏皆得裨益，如此不补气而气渐生，不补血而血渐长，不补肝而肝得养，不补心而心得奉，不补肺而肺得培，不补肾而肾得助。若饮食增进，气虚者加参芪固表，血虚者加归芍和营，汗出不止者加龙牡、麻黄根、生脉散等益气潜阳固涩敛汗之品，阳虚者加枸杞子、山茱萸等，阴虚津液伤者加熟地黄、沙参、石斛等，脾胃湿热加苦降之黄连，芳化之藿香、佩兰等。此乃锦上添花，一则可助药物易于人体吸收，二则寓补于消，消不伤正，补不碍滞，脾健胃和，气血自生，营卫得助，心肾得养，肝木得疏，如此则腠理开合复常，病渐自愈。

三十八、熄风降压丸临床疗效总结

熄风降压丸是李老根据其经验方制成的中成药，具有柔肝熄风、通经舒络、降低血压、调整神经的作用，临床上常用于治疗肝风内动的高血压病、血管神经性头痛。

验案举例 杨某，男，40岁，干部，2008年3月10日初诊。自述眩晕头胀已2个月。2个月前因整日劳累引起睡眠不佳，经常头晕，眼发黑，头巅顶发胀，今晨起床时头晕加重，故来就诊。头晕以胀为主，饮食、二便尚可，睡眠欠佳，舌质淡红，苔薄白，脉弦滑。查心肺肝脾无病理改变，四肢运动无异常。测血压150/120 mmHg。西医诊断：原发性高血压病。中医诊断：眩晕。辨证因烦劳过度，致肝阳上亢，肝风内动。治则：柔肝熄风。方药：熄风降压丸，每次6 g，每日3次，口服。并嘱其适当休息。

二诊（6月6日）：告知服上药近3个月后，眩晕明显减轻，睡眠好转，饮食可，二便正常。测血压140/100 mmHg。嘱其继服上药治疗。

三诊（9月8日）：自述眩晕头胀、睡眠差诸症均除，纳可，二便调，舌质淡红，苔薄白，脉弦稍缓。测血压140/87 mmHg。告其临床痊愈。3年后随访，血压仍在正常范围。

原发性高血压是临床常见疾病之一，多因情志失调，忧郁恼怒，郁怒则伤肝，肝郁化火生风，或素体肝阳偏亢，再遇烦劳，肝阳亦化火生风，二者均可上扰清窍，出现头痛、眩晕和血压升高之症。《内经》云："诸风掉眩，皆属于肝。"上案方中全蝎味辛，性平，归肝经，可平肝熄风、通络止痉、风熄痉止，故可使血脉畅通，眩晕、头痛之症可除，血压随之下降，故为君药；地龙味咸，性寒，归肝、脾、膀胱经，可清热熄风、通络利尿，热清风熄、引火下行，可使血脉畅通，浊水下行，故可使血压下降，眩晕、头痛之症随之而愈，故为臣药，以增全蝎平肝熄风通络之力；决明子性平，味咸，入肝、肾经，功可清肝明目、利水通便、益肾补精，使肝火得清，肝阳不亢，肝风自熄，眩晕、头痛亦减，血压亦随之而降，进一步增加上二味之药力，故为佐使。诸药共奏平肝熄风、清热通络、益肾补精、利水降浊之效。该药丸以代赭石为衣，增加平肝潜阳熄风功效，效专力宏，故为治疗原发性高血压之良药。该药临床疗效肯定，值得临床推广应用。

三十九、消痰通络丸临床疗效总结

消痰通络丸是李老根据其经验方制成的中成药，功能和中消痰、活血化瘀、兼以补肾，用于高脂血症、高黏血症、红细胞聚集症、缺血性中风症和出血性中风恢复期、老年痴呆症、老年颤证，以及由痰瘀互结引发的多种疾病。

验案举例　耿某，男，65岁，2009年10月16日就诊。主诉：记忆力及计算、判定、识别能力明显减退已半年。该患者半年前患有脑梗死，经治疗肢体运动逐渐恢复，但记忆力及计算、判定、识别能力明显减退。纳眠差，二便调，虽经多方治疗，效果欠佳，故来我院求治。刻诊：神情呆滞，语言不利，语音重浊，面色无华，舌质暗，舌底静脉迂曲，舌体胖苔白腻，脉弦滑。心肺听诊未闻及明显异常，肝脾肋下未触及，血压140/90 mmHg。辨证分析：舌质暗、舌底静脉迂曲、苔白腻、脉弦滑为痰瘀阻滞之象，痰瘀互阻，清阳不升，元神失养，故发为痴呆。西医诊断：老年期痴呆。中医诊断：老年呆病（痰瘀互阻型）。治则：和中化痰，化瘀通络。方药：消痰通络丸，每次6 g，每天3次，口服，30天为一疗程。

二诊（11月16日）：药后纳食增进，睡眠改善，神情呆滞减轻，记忆力有所提高，计算、判定、识别能力已有进步，舌质暗，苔白，脉弦滑。继服上方。

三诊（12月15日）：纳眠可，二便调，神志已不呆，愿与他人讲话，自述记忆力有所恢复，100以内的加减法计算有所进步，舌质暗减轻，舌底静脉迂曲好转。继服上药。

四诊（2010年1月6日）：纳眠佳，二便调，面色渐转泽，神清，记忆力及计算、判定、识别能力与语言各项症状明显好转，舌质暗淡，苔白，脉弦略滑。经长谷川痴呆量表测试，由初诊的9分现已达23分，有明显进步，已达临床痊愈指标。为巩固治疗效果，继续服用消痰通络丸。

五诊（5月10日），神志清，表情自然，纳眠可，二便调，舌象基本恢复正常，脉象和缓有力。长谷川痴呆量表测试已达25分。嘱其每年服该药3个月，以免复发。

经50余年临床观察及实验研究，李老发现，高脂血症、高黏血症及由此形成的相关诸多疾病，皆与中医的痰瘀互结、经脉运行不利密切相关。消痰通络丸主要成分为山楂、陈皮、清半夏、丹参、三七、鸡血藤、全蝎、枸杞子、何首乌等22味。方中以保和丸为君，和中化痰，以除生痰之源，并开后天生发之气；以丹参、当归、赤芍、川芎、桃仁、红花活血化瘀、疏通经络，共为臣药；并以郁金疏肝，三七化瘀生新，鸡血藤化瘀通络，全蝎、地龙通络熄风，胆南星清化痰热，为佐；枸杞子、制何首乌补养肝肾，引导诸药入肝肾，为使。诸药合用，共奏和中化痰、活血化瘀兼补肝肾之功，从而使因痰瘀互阻、肝肾失养所致的脑血管疾病得到较好治疗效果。

临床所见老年痴呆以血管性痴呆较多。血管性痴呆是在脑动脉硬化的基础上形成的，由于脑动脉硬化可形成脑梗死，在多次梗死后或大面积脑梗死后引起脑细胞大量受损，导致智能低下。因此要治疗血管性痴呆必须化痰化瘀，以降低血脂、血黏，改善循环，使大脑细胞得到滋养而逐渐恢复功能。老年颤证虽有风阳内动、髓海不足、气血亏虚等多种证型，但临床以痰瘀互阻导致元神失养为多见，现代医学所说的帕金森综合征就属此类病证，其多在脑动脉硬化的基础上产生，所以化痰祛瘀再加补养肝肾之品治疗高脂血症、高黏血症，可使脑动脉硬化逐渐好转，亦是治疗老年颤症的主要方法。根据中医异病同治的原则，消痰通络丸治疗因痰瘀互阻形成的脑血管疾病疗效显著，长期临床观察未发现任何毒副作用，且临床疗效肯定，值得临床推广应用。

四十、血管软化丸临床疗效总结

血管软化丸是李老根据其经验方制成的中成药，具有调和中焦、疏肝化瘀之功效。临床用于心、脑动脉硬化症及高脂血症、高黏血症所致的中风病、冠心病的治疗和预防。

验案举例　刘某，男，50岁，脑后枕部强硬不适1周。患者于1周前感脑后枕部强硬不舒，伴头晕，头胀，胸闷，夜寐梦多，遂于2009年12月20日来我院就诊。刻诊见：患者神清，面色尚荣，纳食差，夜寐梦多，二便调，舌质紫暗，有瘀点，舌苔腻，舌体胖，脉弦滑有力。血压130/85 mmHg，血脂四项：TC 8.25 mmol/L，TG 3.61 mmol/L，HDL-C 0.91 mmol/L，LDL-C 5.24 mmol/L。心电图示：大致正常。诊断：高脂血症。辨证分析为中焦失和、痰浊内生、瘀阻血脉、运行不利。给予血管软化丸每次8 g，每日3次，口服。

二诊（2010年1月23日）：经近1个月服用该药，自觉脑后枕部强硬已不明显，偶有头晕胀感，无胸闷，精神明显好转，纳食可，夜寐安，二便调，舌质淡暗，舌体已正常，苔薄白，脉略弦。复查血脂四项：TC 6.27 mmol/L，TG 3.4 mmol/L，HDL-C 1.29 mmol/L，LDL-C 3.24 mmol/L，较前有改善。继用血管软化丸治疗。

三诊（2月23日）：患者自觉精神尚佳，脑后枕部无强硬不舒感，略有头晕，余症皆无，舌脉正常。嘱其继服血管软化丸，并查血脂。

四诊（3月26日）：患者感觉良好，无任何不适，舌脉均正常，复查血脂四项：TC 5.58 mmol/L，TG 1.19 mmol/L，HDL-C 1.31 mmol/L，LDL-C 2.84 mmol/L，均在正常范围内。嘱其继续服用血管软化丸，巩固疗效，并戒烟酒，清淡饮食。

高脂血症是由体内脂质代谢紊乱而形成的一种病症。高脂血症是动脉硬化形成的重要因素，而动脉硬化与冠心病、脑血管疾病、高血压等病的发生与发展有着密切关系。李老认为，该病与社会因素（饮食结构、生活方式）密切相关，病理变化是由脾胃负荷过重，肝胆疏泄失职，痰瘀肾虚所致，因此提出了"以消代补，寓补于消"的治疗观，集消积助运、疏肝利胆、化痰祛瘀、滋补肝肾为一体，组方血管软化丸。血管软化丸主要成分为山楂、建神曲、陈皮、半夏、茯苓、连翘、炒莱菔子、郁金、枸杞子、三七、珍珠、代赭石。方中山楂善消油腻肉食积滞，药理研究证实它能加快对胆固醇的清除，故为君药。建神曲能调中健脾和胃，擅化酒食陈腐之积，配以莱菔子下气消肿、化痰消食，共为臣药。陈皮、半夏、茯苓有二陈汤之意，可健脾渗湿、行气消痰；连翘清热散结，可除痰浊久结之热；郁金可行气活血、疏肝利胆，所含之挥发油有促进胆汁分泌作用，从而有利于油腻之物的消化；枸杞子具有补益肝肾之功；三七可活血散瘀；珍珠粉可扶正固本、滋阴补肾，有明显的促进机体新陈代谢、延缓衰老之功；代赭石重镇降逆，共为佐药。上药共奏消食化积、健脾疏肝、化痰散结、滋补肝肾之功，充分照顾到形成高脂血症病理变化过程中的本与标各个方面，从而达到治疗高脂血症的目的。该制剂临床疗效肯定，值得推广应用。

下篇　漫话学医

一、吾之从医路

我1937年出生在豫东民权县的一个普通中医世家。祖辈世代行医，救人无数。我幼时战火纷飞，人民温饱都不能解决，更是缺医少药，人民的健康水平极低，平均寿命短，我自幼受庭训熏陶，立志学医，希望能为人民的生命健康尽一份微薄之力。

由于世代行医，我从小就接触中医。在长辈的督促下，我熟读中医经典，这是我从医的开始，也是我治病救人的基础。后来，我进入学堂，努力学习功课，不敢懈怠。随着知识的不断积累，我读的经典著作也越来越多，如四大经典等，我都有涉猎，拘于学识，对里面的东西一知半解。但却为我以后学习中医铺就了坚实的底子。

随着中华人民共和国的成立，以及国家对中医的重视，多所中医药大学应运而生。这是我的福气，为我系统地学习中医提供了条件。经过努力学习，我于1959年考入河南中医学院（现河南中医药大学），在学校学习期间，我对中医有了更深刻的认识，并形成了系统的中医知识体系。我努力学习各家中医学说，并融会贯通，扩展了我的中医认识、改变了我的思维模式，使我思考问题时不再局限于某一小圈子，学会了灵活变通，这是我以后取得一些学术成就的基础。1965年毕业后，我被分配到新蔡县人民医院工作，这期间我一边为广大人民群众治病，一边学习总结，以期不断提高自己，更好地为人民服务，由于治好了一些患者，在当地也小有名气。在此期间，我曾救治一个青年肝病患者，在他病情好转后，全家人到诊室感谢，说我救了他们全家。这件事对我触动很大，我认识到，我救治的不仅仅是一个人的生命，更是一家人的幸福。这也促使我更加坚定地将行医之路走下去，为更多的患者服务，为更多的家庭服务。1979年，我被选调到驻马店地区中医院（现驻马店市中医院）任业务院长兼内科主任。1989年，我又被调到河南省中医院，担任内科病区主任。此后我开始带学生，这是我的荣幸，也是我的责任，因为中医药的发展离不开源源不断的从医者，而每一个从医者都是从学生做起的，这也使我深感责任重大。因此，我认真负责地做好带教工作，以期为中医事业的发展做出自己的贡献。

在50余年的医疗实践中，我诊治了各种各样的患者，既有农村和城市的劳苦大众，又有高级领导干部和白领阶层。在诊治的过程中，我深刻地体会到，人要想有一个健康的身体，必须要保持机体内外环境的和谐。首先是人与自然的和谐，其次是机体内部阴阳五行、脏腑、经络、气血、升降、出入的和谐。尤其是对中焦升降运化功能和谐的重要性感受独深，在治疗临床重大疾患时常选用保和丸化裁治疗。究其原因，要从1972年夏季说起：当时阴雨连绵导致麦子发霉，加之水果上市量大且不洁净，食之者多引起上吐下泻、腹胀纳呆，舌体胖，苔厚腻，脉沉滑。就诊者众多，应接不暇，从多次临床治疗中我发现运用保和丸化裁治疗效果良好。患者服药后少则一二剂即愈，多则三四剂即瘥。从此，我便常将此方化裁用于多种疾病的治疗中。如1977年秋一位心肌梗死患者，虽已治疗2年余，但每餐后即觉脘满、心悸肉瞤，胃脘部如覆一盘，多方治之不效。因胃属中焦，病又发生在食后，我即给予保和丸化裁治之，一剂便效，十剂而瘥。此事再次使我受到启发，我便逐渐运用此方随症加味治疗胸痹、心悸、中风、臌胀、肺胀、胆胀、胆石病等多种疾病。在治疗中只要辨证得当，无不应验。

深思之，疾病的发生与人们所处的自然和社会环境及生活状况密切相关。从医学史得知，每当战争频繁，连年灾荒之时，民多艰辛，体多亏虚，补中益气汤之类用之为多。今世太平，民食多甘美，待宾客多饮酒浆，加之劳心思虑，郁怒时生。因此，多虚中夹实，痰浊内生，故不宜纯补，宜用消法调和中焦，虽消而有补意在其中，故曰"寓补于消"。从而使脾胃健运，化源充足，再辅以补气、养血、活血化瘀等其他相关各法，达到阴阳、五行、脏腑、经络、气血、升降等和谐。

在从医的50余年中，承蒙同行鼓励，我也参加了一些协会，如中国老年学学会衰老与抗衰老科学委员会、中华中医药学会脑病分会，并被授予第三、第四批全国老中医药专家学术经验继承工作指导老师，担任河南省中医院专家顾问组成员。这些荣誉是同行们对我的认可，也是对我的鼓励。鼓励我不断学习，不断进步，更好地为人民服务；鼓励我认真总结，将自己的一点经验总结出来，以服务人民。

我想说：从医是我一生的选择，治病救人是我一生的职责。我将毫不犹豫地将这条路走下去，直到我走不动的那天。我将不留余力、尽职尽责地为人民服务，直到我观不了舌、摸不了脉的那天。我时刻不能忘记：我是一名治病救人的大夫。

二、读经典

中医经典是先贤们经验之精髓，是中医继承和发展之源泉。中医的发展就是一个积累的过程，而积累的结晶就是中医经典。中医四大经典奠定了理法方药的基础；张仲景的《伤寒杂病论》首详辨证、方药，是论外感和内伤杂病的经典；吴鞠通的《温病条辨》改变了中医辨证施治的思维方式；等等。读经典，原汁原味地体会先贤的思想，对自身的提高、对自己对中医的理解都会有很大的帮助。

先贤名医都很重视经典的体悟。唐人王冰视经典为"标格"，其谓："标格亦资于诂训，未尝有行不由径、出不由户者也。然刻意研精，探微索隐，或识契真要，则目牛无全，故动则有成，犹鬼神幽赞，而命世奇杰，时时间出焉。"医圣张仲景也极崇尚"思求经旨"，其在《伤寒杂病论》原序中说，"观今之医，不念思求经旨，以演其所知，各承家技，始终顺旧"，对"当今居世之士"不读经典之风深恶痛绝，认为这种"崇饰其末，忽弃其本，华其外而悴其内"之举乃"皮之不存，毛将安附焉"之为，把不精研经典"思求经旨"喻为"蠢若游魂"，告诫"举世昏迷，莫能觉悟"之士，要"勤求古训，博采众方"，"庶可以见病知源"，决不能"驰竞浮华，不固根本，忘躯徇物，危若冰谷"。清代皇帝康熙也十分推崇"古之医圣医贤"之书，告诫"今之医生，若肯以应酬之工，用于诵读之际，推求奥妙，研究深微"，则能"立方切症，用药通神"。再看看先贤名医施今墨、萧龙友、孔伯华、汪逢春、程门雪、章次公、徐小圃、吴棹仙、黄文东、赵锡武、岳美中、任应秋、姜春华、金寿山……，以及当今的国医大师们，他们有一个共同的特点，就是崇尚经典，精研经典，对待经典是"恒兀兀以穷年"。

我通过读经典，对中医理论有了更深的认识。我的中医理论知识的形成受三方面的影响：父辈、书本、自己的体会。通过读经典，对古代先贤的学习，我对中医理论的认识更加全面、更加深入，并深切感受到经典对中医的重要性。不读经典，不学习先贤的经验和积累，就做不好中医，难成"上工"。

读经典对我们做临床有指导意义。例如，"天人相应"观是中医经典理论的最基本的观点之一，《素问·宝命全形论》说："天覆地载，万物悉备，莫贵于人。人以天地之气生，四时之法成。"这里很明确地提出了人体的变化与自然界变化相对应，自然界四时六气的变化是人类生长发育的有利条件，人体若能适应自然界的变化，相应地做出生理反应，保持人体与外界环境的和谐统一，就表现为健康；反之，人体就会产生疾病。

如气象学在中医经典中的运用。《素问·四时刺逆从论》说：春季人身之气在经脉，夏天经脉中血气充足，因而流溢于孙络，皮肤得以濡泽而结实；长夏经脉和络脉中血气旺盛，故能润肌肉；秋季人身腠理日见闭塞，皮肤则收缩紧密；冬季人身气血收藏于肉。这说明不同的气候对经气有不同的影响。同样，气候变化也明显影响气血，影响人体生理功能的变化。六淫致病是中医的主要病因学说，《黄帝内经》对寒、热、风、火、燥等引起寒病、暑热病、风病、湿病、燥病做了细致的描述。人患疾病与季节有关，不同季节有不同的流行病，如"春善病鼽衄，仲夏善病胸胁，长夏善病洞泄寒中，秋善病风疟，冬善病痹厥"。又如"冬伤于寒，春必温病；春伤于风，夏生飧泄；夏伤于暑，秋必痎疟；秋伤于湿，冬生咳嗽"。中医经典中对患者治疗也充分考虑天时气候因素，根据四时的经气，做出适当调治，通过除去病邪而使气血恢复正常。《素问·疏五过论》说："圣人之治病也，必知天地阴阳，四时经纪。"中药分四气五味，四气即寒、热、温、凉。因此，中药的应用与季节有密切联系，《素问·至真要大论》说："热淫于内，治以咸寒，佐以甘苦。"经络中气之运行随季节、气候不同而变化，因此，运用针灸时也要考虑到气候因素，《素问·诊要经终论》指出："春夏秋冬，各有所刺，法其所在。"《素问·四气调神大论》认为不同季节、不同气候与养生、预防疾病也有密切关系，指出了适应春生、夏长、秋收、冬藏的四时变化规律的养生方法，可以预防疾病。

中医经典著作也重视地理环境对人体的影响。在《素问·异法方宜论》中载："医之治病也，一病而治各不同，皆愈，何也？岐伯对曰：地势使然也。"这里阐述了人们的生活环境、饮食特点、体质和习惯不同，因而患不同的疾病，也宜用不同的方法去治疗。

读经典指导我们在诊断、治疗疾病时，要考虑到大自然的因素，而不单单是患者自身。而且读经典对我们指导民众对疾病的预防有很重要的意义。

读经典可以原汁原味地体会先贤们的思想和观点。当今学界，对经典有注解、有解读、有体会感受。然无论是注解还是感受体会，都不可避免地融入了作者自身的观点，有的观点是对的，但有些观点就片面了。片面的观点可能会误导我们对先贤思想的理解，会造成认识的局限。因此，读经典，可以体会到最原始的表达，可以结合自身的临床经验，体会到对自身最有用的东西，从而促进自己提高临床水平。

我们要多读经典，还要善于思考，善于总结，善于汲取，善于结合临床。读经典的意义就在于此。

三、拜"明"师

拜名师，我的理解是拜"明"师。"三人行，必有我师"，"明"不一定要出名。"明"，我的理解是明理、明白、精通。身为医者，我们有自己擅长的东西，也有自己不擅长的地方。因此，任何一位在任何方面比我擅长的同行，都是我的明师。

我在不同的阶段，因为对中医的认识不同，拜的明师也不同。我是在父辈的引导下初识中医的。由于对中医的懵懂，我的第一位老师就是我的父亲。父亲教我如何认识中医，如何入门学习中医，作为一位医者应该具备哪些素质。我的父亲虽不是名医，但在我初学中医的时期，教会了我很多东西，是我做人、做医生的基础。

后来，我到了河南中医学院，我对中医有了一定的认识，但却是第一次接受学院式的中医教育。这个时期，对我来说我的老师就是明师。他们使我对中医的认识达到了一定的高度，使我对中医进行了系统性的学习，是我成为一名医者的关键。

到后来的临床，我终于"拜"了一位明师，更是名师，就是被称为"金元四大家"之一的朱丹溪。提到朱丹溪，就不能不提"相火论"。朱丹溪创"相火论"，并作为其在临床上治疗火证的依据。金元四大家均重视对火热病因、病机和证候、治法的探讨，如刘完素着重探讨外感火热病证，张从正擅用下法清泻实火，李东垣提出"阴火"概念，朱丹溪吸取了前代刘、张、李三位医家之长，致力于对内伤火热证候及治疗的探讨。他在《局方发挥》中指出"诸火病，自内作"，可见丹溪所论火证，主要指内火，实则多指相火。

丹溪将火证分为实火、虚火与郁火。《丹溪心法·火》谓火证"轻者可降，重者则从其性而升之"，并提出火证的三大治则：实火可泻、虚火可补、火郁当发。其一，"实火可泻"治则，是沿袭刘河间对火热证中热毒极深之里证的治法，临床中仍遵河间选用黄连解毒汤。其二，"火郁当发"治则，乃借鉴李东垣以益气泻火法治疗脾胃气虚、阴火内盛的原则，临床选用之方亦为李东垣创制的补脾胃泻阴火升阳汤、升阳散火汤、火郁汤等。其三，"虚火可补"治则，目的在于抑制相火、保护真阴，主要针对内伤杂病中肾阴亏虚、相火偏旺之证而设。其所创制的方剂甚多，其中最有代表性的方剂当首推大补阴丸，为后世医家治疗阴虚火旺之主方，现代中医多用于甲状腺功能亢进、肾结核、骨结核、糖尿病等疾病属于阴虚火旺者。由此可见，"虚火可补"治则是朱丹溪"相火论"指导临床实践取得的重大成果，它使河间学派众多医家长期以来对外感火热的探讨为之一变，而转为对内伤火热的研究；也使治疗火热证由过于偏重清热泻火治法，进而重视滋阴降火治法，奠定了滋阴降火学说的基础，并促进了明清温热学说的形成和发展，这不能不说是对中医学的一大贡献。

除此之外，朱丹溪也创立了许多著名的方剂，其中对我影响最大的就是保和丸。方中重用山楂，消一切食积，尤善消肉食油腻之积，为君药。神曲消食健脾，善消酒食陈腐之积；莱菔子消食下气，善消谷面痰气之积。二者共为臣药。半夏和胃止呕、陈皮行气化滞，消除食阻气机之证；食积内停，易生湿化热，故配茯苓健脾祛湿，和中宁心；连翘清解郁热，四者共为佐药。诸药合用，使食积得化，胃气得和，共奏消食和胃之功。该方配伍巧妙，使食消胃和，热清湿去，则痰、湿热积滞引发胃肠诸症渐除。临床以脘腹胀满、嗳腐厌食、苔厚腻、脉滑为辨证要点。我在用本方时，不论是急慢性胃肠炎，还是消化不良，只要见以上诸症，证属食积内停者，均使用本方随症加减变化。

我在临床上应用保和丸的过程中发现，以保和丸为基础，临床随症加减，几乎可以应用到内科的各种疾病。例如，我运用保和丸加减治疗痛风，取得了很好的效果。我认为该病的治疗大法为补肾化瘀、和中健脾、清利湿浊，自拟和中四妙通络方。该方主要以保和丸合四妙丸为主，同时配以丹参、赤芍、鸡血藤、忍冬藤、桑枝化瘀血及疏通关节、经络以止痛，泽泻、地龙通络利尿以增药力，诸药伍用，疗效益彰。

术业有专攻，任何一个比我们专业的医者都是我们的明师。只有保持一颗谦逊的心，时时拜明师，才能使我们不断进步。

四、做临床

俗话说"熟读王叔和，不如临证多"，所谓"实践出真知"是也。只有把书本上学来的理论知识、先贤的经验之谈，通过不断的临床实践，不断的临床运用，并不断地验证、修正，不断地总结、反思，才能真正掌握其精华、悟出其真谛，才能获得灵感、求得升华，也才能做到活学活用、学以致用。中医是一门实践性极强的学问，要想成就"上工伟业"，就必须学会在不断实践中领悟，在反复临证中升华，做到理论与实践相结合。

我从事临床工作已50余年，擅长心脑血管病、肝胆病、痿证等内科疑难病症的辨证治疗。在学术上注重阴阳、五行、脏腑、经络整体观念的运用和研究。提出了"寓补于消"的理论，并且以此理论为指导开展了河南省教委科技攻关项目"血管软化丸治疗高脂血症的临床与实验研究"，获1996年河南省教委科技进步二等奖，获河南省科委科技进步三等奖。研制了"二参消栓胶囊"等治疗中风的系统药物。发表了《寓补于消在治疗高脂血症中的应用》《保和丸临床应用经验》等论文。

可以说我取得的所有的学术成就和荣誉，都来自于做临床。我从学校毕业后，跃跃欲试，到医院后自认为在学校学到的东西终于有用武之地了。然真正到临床后，当患者坐到自己对面的时候，却两眼一抹黑：患者的病怎么和书上的不一样？明明书上没有这样的症状啊？自己傻了！慢慢地才发现，书上写的症状是典型的，但人是不会按书上写的去得病的。随着临床经验的积累，我才逐渐走出尴尬的境地，对患者做到应对自如，对疾病做到胸有成竹。

后来，随着临床经验的积累，结合自己对疾病的认识，提出了"寓补于消"的理论。当今社会，心脑血管疾病、糖尿病、高血压病、高脂血症及肥胖病等日益增多，成为内科的常见疾病。不少患者出现了貌似虚弱，但不受其补的现象。究其原因，有七情不舒而致胃纳呆滞者，有嗜食肥甘而中满不化者，有肝气横逆而胃气受伐者，有安逸怠卧而脾气不展者……此际施补，即现腹满、呕逆等症。脾胃为后天之本，气血生化之源。对于上述情况的治疗，当以和中消食为先，藉以除壅滞，开化源。正如《医学心悟》所云："消者，去其壅也，脏腑、筋络、肌肉之间，本无此物，而忽有之，必为消散，乃得其平。"如此则不补气而气渐生，不补血而血渐长，不补肝而肝得养，不补心而心得奉……

这种方法以消代补，藉消以补，故称"寓补于消"。它是消法作用的延伸与拓展。可以说，没有做临床，就没有"寓补于消"，这是做出来的，不是想出来的。

很多同行都说我对保和丸情有独钟，赞说将保和丸运用得出神入化。我对保和丸的应用经验，也是在临床上运用保和丸成功和失败的经历中总结出来的。保和丸全方药味性情平和，无偏寒、偏热之嫌，也无大补峻泻之弊。其功一则可和脾胃、消痰积、散郁结，消各种有形之邪，有利于正气的恢复；二则可促进药物的吸收，促使药物发挥出最大功效，促进疾病痊愈。以下是我在保和丸的基础上总结的几个经验方。

（1）培土生金汤　由保和丸加桑白皮、杏仁、黄芩、川贝母、炒鸡内金、当归组成。主治支气管炎、肺气肿、肺心病及支气管扩张等疾患。痰热伤津，口干、舌红少津者，加沙参、麦冬、天花粉；热伤血络，咯血较著者，加牡丹皮、黑栀子、白茅根、参三七；水邪上凌心肺，喘悸、胸闷不得卧者，加葶苈子、泽泻、猪苓、车前子、北五加皮。

（2）培土益母汤　由保和丸加丹参、薤白、全瓜蒌、川芎、淫羊藿组成。主治缺血性心脏病等疾患。心气不足、胸痛遇劳加剧者，加西洋参、炙甘草、黄芪等；阳虚遇寒痛甚者，加制附子、淫羊藿等；胸闷明显者，加厚朴、枳实等。

（3）培土荣木汤　由保和丸加当归、白芍、青皮、郁金、枸杞子、炒鸡内金组成。主治肝炎、胆囊炎、胆结石、肝硬化等疾患。胁肋胀痛明显者，加柴胡、枳壳、川楝子、延胡索、甘草；湿毒蕴结、目黄身黄者，加茵陈、虎杖、赤小豆等；胆结石者，加金钱草、黄芩、柴胡、枳壳等；肝硬化腹水者，加白术、猪苓、泽泻、车前子等。

（4）培土制水汤　由保和丸加黄芪、白术、猪苓、泽泻、车前子、炒鸡内金组成。主治慢性肾病所致浮肿、少尿等。阳虚甚者，加仙茅、淫羊藿、肉桂、菟丝子等；恶心呕吐者，加竹茹、枳实、大黄。

（5）和中宁志汤　由保和丸加远志、龙骨、牡蛎、石菖蒲组成。主治失眠、心律失常等疾患。气阴两虚者，加人参、麦冬、五味子等；阴虚火旺、心烦易怒者，加生地黄、淡竹叶、炒栀子；肝气郁结者，加佛手、郁金；心阳虚者，加桂枝、制附子等。

以上的几个经验方，都是我几十年来做临床的总结。没有几十年如一日的临床工作，就不会有经验的积累，也总结不出上面的几个方子，更提不出"寓补于消"的理论。所以，想要成为一名好医生，就必须踏踏实实做临床，好医生都是"做"出来的。

五、谈中医临床带教

中医学生是中医事业的未来，是中医的希望。因此，对中医医学生的培养至关重要。下面总结我多年来的临床带教经历，谈谈我对临床带教工作的一些感悟。

作为一名带教老师，我们不能去对学生挑肥拣瘦。无论什么样的学生，我们都应该尽职尽责地完成带教工作。这就对带教老师的素质提出更高的要求，"打铁还需自身硬"，只有德艺双馨的老师才能培养出德艺双馨的学生。"师者，传道授业解惑者也"，为人师表，才能吸引学生，才能更好地树立学生对中医药事业的信心，带教老师自身专业素质将直接影响带教质量。

学生进入临床后，带教老师首要解决的问题就是帮助学生"角色转换"。学生在进入临床实习之前，都是进行课堂学习，主要以学生的角色认识和要求自身。进入临床后，学生就不再是一个单纯的学生，而是要能实际解决患者临床问题的医生。这就要求学生尽早、尽快进行转化角色，融入临床工作中。进入临床后，学生已经是一名医生，无论是学习的场所和对象，还是学习的方式，均完全不同于既往，很多问题需要学生自己以医生的身份，独立地去发现、去思考，并尽快适应新的工作、学习环境，尽快融入临床。这就要求带教老师要"放手"。

对学生，我在临床带教工作中一直提倡"放手不放眼"和"自由思考"的原则。"放手不放眼"，就是鼓励学生大胆动手。"百看不如一练"，只有动手才能发现自己的不足，发现自己的错误，才能不断改善，不断进步。

"放手"却不能"放眼"，有很多错误，学生自己是发现不了的，需要带教老师去发现、去指正，从而帮助学生进步；另一方面，也是为了防止医患关系紧张和发生医疗纠纷。

"自由思考"是对学生的要求。在教学中采用自由思考法，主要是让学生发表自己的观点和设想，让学生在其间"思维共振""智力互补"。这就要求学生积极思考，无拘无束地发表自己的看法，不要怕自己的观点遭到别人或者老师的否定，哪怕是荒唐、怪诞的设想。要时刻提醒自己"我行""我能"，应该毫无顾虑地发表自己的观点或设想，这样才能提升自身的创新能力，培养发散思维。同时也要求带教老师能够尊重同学的观点或设想，不要随意打断学生的阐述，更不能随意否定学生的观点和设想，这样才能达到自由思考法的预期效果。中医先辈们为我们留下了丰富的经验，但同时也禁锢了我们的发展。"医圣""药王"是我们尊崇的先辈，但更应该是我们努力超越的高山。中医想要进一步发展，就必须打破先辈的"禁锢"，开放性的思维和自由的思考就是超越的萌芽和希望。因此，带教老师不要随意否定学生的一些想法，但受眼界与学识的限制，学生可能会有明显错误的想法，这时带教老师不能使学生在错误的道路上越行越远，要及时向学生讲明和纠正。

现在，有很多带教老师感觉学生的质量在下降，很多学生对中医没有浓厚的兴趣，我认为中医实习生们对中医不感兴趣、能力差的关键问题在于基础理论课与临床实践的严重脱节。中医学生在学校里将中医基础理论知识背得滚瓜烂熟，但一上临床，傻眼了，发现许多东西跟自己学的不一样，而自己学的东西临床上又用不上。久而久之，学生就失去了学习中医的兴趣，从而导致中医人才的流失。我建议，应该使医学生尽早上临床。刚开始并不要求他们掌握多少临床知识，只是为了让他们长见识，扩眼界，为他们以后理论结合临床打基础。因此，我认为要加强中医基础理论教学与医院临床教学结合的紧密度，有效解决实习学生素质方面的问题，实事求是地培养中医学生对中医的兴趣。

学校与医院管理工作要持续跟进，要考虑到学生的方方面面。学生毕竟是学生，但从进入医院的第一天开始，来去匆匆、科室、老师、患者、同伴、病种、知识都在不停地换，学生们不能适应、适应力差也是正常的。严重者，可能产生害怕实习、害怕老师，更不愿意以后从事医疗行业。记得有一个学生说，他在基层实习的时候，遇到一位特别喜欢批评学生的老师。这位老师对学生要求严苛，出现一丁点儿错误就狠狠批评，结果把一个学生吓得一进诊室就出汗。最后这学生硬是跑了，白大褂都不要了。对于学生，他的生活、他的学习、他的工作，都离不开学校与医院的关爱与呵护。所以，学校与医院的管理工作应该持续跟进，对学生的思想、生活、学习，包括考研指导及实习大纲、轮转科室、带教老师等，都应无微不至地加以关心和注意，才能让学生有颗安定的心，全身心地投入实习。

以上是我对临床带教工作的一点想法和经验，但临床带教老师、学校、医院的工作的重中之重却不是这些，而是教学生怎样做人。这个是从学生进入学校就开始学了，但临床实习是学生进入社会的最后一堂课，我们一定要集合一切资源，尽我们最大的努力为学生上好这堂课。想要成为一名合格的医生，必须先是一个合格的人。医者，救死扶伤。医生的工作关乎他人性命、一生幸福，甚至关乎几家欢喜与兴衰，社会平安与和谐。医生，不仅要有高超的医疗技术，还必须有高尚的医德、高度的责任心。一个医德败坏、滥竽充数的人混入医疗队伍里，对患者与家属造成的伤害难以想象，对医疗队伍的损害不可估量。

最后，我再强调一句：临床带教，不仅是在培育医生，更是在育人。

六、谈学生如何学习中医

要学习中医，首先要明白什么是中医？中医就是指中国传统医学，是研究人体生理、病理，以及疾病的诊断和防治等的一门学科。它承载着中国古代人民同疾病做斗争的经验和理论知识，是在古代朴素的唯物论和自发的辩证法思想指导下，通过长期医疗实践逐步形成并发展的医学理论体系。在研究方法上，以整体观念为主导思想，以脏腑经络的生理、病理为基础，以辨证论治为诊疗依据，具有朴素的系统论、控制论、分形论和信息论内容。

　　中医学以阴阳五行作为理论基础，将人体看成是气、形、神的统一体，通过望、闻、问、切四诊合参的方法，探求病因、病性、病位，分析病机及人体内五脏六腑、经络关节、气血津液的变化，判断邪正消长，进而诊断出病名，归纳出证型，从而制定汗、吐、下、和、温、清、补、消等治法，使用中药、针灸、推拿、按摩、拔罐、气功、食疗等多种治疗手段，使人体达到阴阳调和而康复。中医学的最终目标并不仅止于治病，更进一步是帮助人们达到如同在《黄帝内经》中所提出的四种典范人物，即真人、至人、圣人、贤人的境界。

　　学习中医就要了解中国传统文化。中国的传统文化是中医学形成和发展的基础，尤其与其中的精气、阴阳、五行更为密切。中国的传统文化强调天人相应，阴阳平衡，这些思想直接影响中医的思维。从《黄帝内经》开始便强调整体观念，也是由此而来。从某种意义上说，中医学本身就是传统文化，传统文化不仅渗透和表现于中医学，还直接参与其有关概念、范畴乃至整个理论体系的构建。中医理论的许多概念和原理，如"天人相应""气化万物""阴阳五行""辨证施治""司外揣内""防患未然""防微杜渐""以常达变""整体审察"等都是古代哲学的直接应用。随着西方医学逐渐传播于世界，世界上许多传统医学都相继衰落，唯独中医药学在理论和实践上还在继续。中医的芽是从中国传统文化这棵大树上发出来的。古代哲学中的阴阳学说、精气学说、五行学说是中医学中阴阳、精气、五行的根本。要想学好中医，首先要对中国传统文化有相当的认识，只有这样，才能更好地认识中医、学习中医。

　　从我来说，我学习中医是从背诵开始的。中医四大经典我都认真地背读过。中医的基础理论靠理解，但中药的性味、归经、功效是需要背诵的，经典方剂也是需要记忆的。理解的基础是记忆，记都记不住，何谈理解？何谈感悟？只有对中医的理论基础、古代先贤的学术思想烂熟于心，才能结合自身的感悟，产生自己的学术思想，才能有自己的东西；只有对中药的功效、性味烂熟于心，才能在临床上自如地辨证施治，选方用药。所以，学习中医是需要下真功夫、出苦力的。

学好中医，思维模式是关键。我在这里提以下三个思维模式。

第一，中医讲究整体观念。人体的五窍、四肢等与五脏六腑相结合，形成一个人体的整体；精神情志活动与人的脏腑功能活动相结合，人体的活动与自然界的变化规律相结合，形成了人与自然的统一整体观。中医以此阐释生命的本质与发展，人体各种生理和病理现象，以及疾病的诊疗和防治规律。

第二，普遍联系的思维模式。中医学博大精深，它不是孤立产生的，是多学科交互渗透的产物。在中医学形成的过程中，受到当时很多学科的影响，比如哲学、天文学、地理学、气象学、物候学、农学等。中医学积极吸取这些学科的精华并应用于自身领域，这就把天、地、人三者构成一个统一、联系的整体，并建立起天人合一的理念。正是因为中医学产生在缺少微观手段的古代，因此决定了它的思维模式是一种直观思维，采用类比、演绎的方式来说明人体的生理和病理、健康和疾病、诊断和治疗，来说明人体与外界环境之间的微妙联系。其中最具有代表性的就是精气学说、阴阳学说和五行学说，虽然这三个学说都来源于中国古代朴素的唯物辩证论，但是它们所体现的思想内涵却在科学的范畴内，正确地表述了世界宇宙中万事万物的运动和变化，大到天地日月、小到男女气血，无一不涉及这种普遍联系的思维模式。

第三，运动的思维模式。古代医家认为宇宙万物包括人体都处在一个运动不息的状态之中，"动而不息"是自然界的根本规律。《黄帝内经》已详细指出人类所生存的这个空间、这个天地，是在"大气举之"这样的前提下，不断地运行于"太虚宇宙"之中。而人的生命活动也如同这个天地一样，始终处于不断的运动变化中，来和宇宙相呼应，所以古人认为人体就整个生命过程而言，人生是处在生、长、壮、老、已这样一个不断运动变化的过程。

最后，中医是一门临床学科，是一门积累性的学科。所以，临床实践才是根本。中医里"只可意会不可言传"的东西不胜枚举，只有自己去实践、去体会、去感悟、去理解，才能体会此中之真谛与乐趣。

七、如何以中医理论指导诊疗工作

中医理论指导我们的临床诊疗工作是悄无声息的，如春风化雨。从我们看到患者的第一眼，到我们将患者治愈的全过程，我们无时无刻不在运用中医理论。中医理论就像我们小时候学的加减乘除一样，无时无刻不在用，却不能清晰地感觉到它的存在。

中医理论究竟是如何指导我们的临床诊疗工作的呢？我用一个临床案例来说明。

验案举例　赵某，男，57岁。主诉：头晕、头痛间断发作6个月，加重15天。患者6个月前无明显诱因出现头晕、头痛，间断服用西药，效果不佳，既往有高血压病、高脂血症病史，平素嗜肥甘厚味，形体肥胖。舌质瘀暗，苔黄腻，脉弦滑。检查：血压 160/100 mmHg，TCD示椎基底动脉血流速度减慢。中医诊断：眩晕、头痛（痰浊中阻、肝阳上亢、瘀血阻窍）。西医诊断：椎基底动脉供血不足、高血压病、高脂血症。治则：和中化痰，平肝潜阳，活血化瘀。给予保和丸化裁。处方：陈皮15 g，半夏12 g，茯苓30 g，炒莱菔子12 g，焦山楂15 g，焦建曲15 g，连翘12 g，炒鸡内金20 g，石决明30 g，天麻18 g，钩藤20 g，丹参25 g，当归15 g，甘草10 g，生姜3片，大枣5枚。每日1剂，水煎服，取汁600 mL，分3次服下。配合血管软化丸，每次8 g，一天3次，口服。上药服7剂，头晕、头痛明显减轻，前后共四诊，服药34剂，患者诉头晕、头痛诸症消失，血压、血脂基本恢复正常，TCD复查示椎基底动脉供血明显改善。

首先，我们看到患者形体肥胖，这时运用中医的"体质学说"来分析。《灵枢·逆顺肥瘦》："黄帝曰：愿闻人之白黑、肥瘦、小长，各有数乎？"《灵枢·卫气失常》："黄帝曰：何以度知其肥瘦？伯高曰：人有肥、有膏、有肉。……黄帝曰：其肥瘦大小奈何？伯高曰：膏者，多气而皮纵缓，故能纵腹垂腴；肉者，身体容大；脂者，其身收小。黄帝曰：三者之气血多少何如？伯高曰：膏者多气，多气者热，热者耐寒；肉者多血则充形，充形则平；脂者，其血清，气滑少，故不能大。此别于众人者也。"由此可知，患者为肥胖体质，且属"膏人"。朱丹溪《格致余论》云："肥人湿多，瘦人火多。"此患者可能为湿热型；中医又有"积水为饮，饮凝为痰"之说，此患者可能为多湿多痰。

患者自述57岁，我们根据《素问·上古天真论》所述"丈夫……七八，肝气衰，筋不能动；八八，天癸竭，精少，肾脏衰，形体皆极，则齿发去"，可知患者五脏之功能已经大不如前了。

患者诉头晕、头痛，我们应想到中医诊断中的眩晕病、头痛病。

患者平素嗜肥甘厚味，《临证指南医案·脾胃》云："太阴湿土，得阳始运；阳明阳土，得阴自安。以脾喜刚燥，胃喜柔润也。"并有"湿困脾土""脾病生湿"之说，而脾主运化、统血，输布水谷精微，为气血生化之源，人体脏腑百骸皆赖脾以濡养，故有后天之本之称。脾为湿困，运化功能失常，则聚湿成痰，我们应想到"痰"。

痰湿瘀阻经脉，使气血运行不畅，而致血瘀，不通则痛，致头痛；脾升清降浊，脾为湿困，则清阳不升，可致头晕。

又根据五行相生、相克理论，脾土虚弱，母病及子，则金生无源；又"金克木"，如今金虚不足以制木，肝为风木之脏，肝气升发，易致肝阳、肝风上扰。

我们再结合舌脉，舌质瘀暗，主瘀血；舌苔黄腻，主热主湿；滑脉，主痰湿，弦为肝脉。

综上分析，我们不难诊断：眩晕、头痛；证型为痰浊中阻、肝阳上亢、瘀血阻窍之复合证。治疗上则需综合治疗，根据证型及理论指导，脾虚则健脾，痰湿则化痰，瘀血则活血，肝阳上扰则平肝潜阳。治则：和中化痰，平肝潜阳，活血化瘀。方剂：保和丸化裁，用药如上。

保和丸药性平和，无偏寒、偏热之嫌，也无大补峻泻之弊，能减轻脾胃负担，增强脾胃运化功能，调畅肝胆疏泄，调整膏脂输布，故临证处方多用之。在此方基础上加用丹参、当归以活血化瘀；石决明、天麻、钩藤平肝熄风潜阳。诸药合用，正中病机，有桴鼓之应。"三因制宜"指导合理用药，三因制宜中"因人制宜"，是指人的体质有强弱之分，年龄有长幼之别，性别有男女之异，境遇有劳心劳力之不同，所以用药必须因人而异。同一药物，儿童与老年人用量宜小，中壮年人用量宜大，体质强的宜大，体质弱的宜小，等等。故根据患者体质，在用药时，药量要适量。

中医理论不仅可以指导具体某个疾病的诊治，对我们预防、诊疗疾病也有综合指导作用。如中医的"治未病"理论。"治未病"包含三种含义：未病先防、既病防变、瘥后防复。

（1）未病先防 对于健康无病之人，重在养生调摄，预防疾病的发生。早在两千多年前，《黄帝内经》中已明确提出了这种无病早防的"治未病"医学观点。后世许多医家也认识到"治未病"的重要性，东汉医圣张仲景指出："若人能养慎，不令邪风干忤经络……不遗形体有衰，病则无由入其腠理。"

（2）既病防变 传变是疾病发展变化的规律。既病防变以整体观为理论依据，掌握疾病的传变规律，在疾病发生的初期，及时采取措施，治疗疾病于未传之时，以防止病情的加重及疾病的发展变化。《素问·阴阳应象大论》亦云："邪风之至，疾如风雨。故善治者治皮毛，其次治肌肤，其次治筋脉，其次治六腑，其次治五脏。治五脏者，半死半生也。"所以，既病防变是有效控制病情，提高临床治愈率的重要手段。

（3）瘥后防复 瘥后防复是指在疾病稳定期或间歇期预先采取巩固性治疗或预防性措施，防止疾病的复发，与未病先防和既病防变密切相关。疾病刚有好转或治愈，若调理不当，很容易复发或产生后遗症。因此，一旦疾病稳定或好转后，应注重保健预防，防其复发。

中医理论是临床诊疗工作的基础，没有理论指导，就没有临床诊疗。但在具体应用中医理论的时候，又有千变万化，根据不同的病情，运用适当的理论来指导，才能取得良好的临床疗效。

八、浅议中西医结合

中西医结合就是将传统的中医中药知识和方法与西医西药的知识和方法结合起来，在提高临床疗效的基础上，阐明机理，进而获得新的医学认识的一种途径。我国的中西医结合事业大致经历了三个阶段：第一个阶段是尝试性临床结合应用；第二个阶段是动物实验验证疗效；第三个阶段是建立中西医临床学科。

通过三个阶段的发展，我国的中西医结合事业取得了一定的成就。但围绕"中西医结合"的争议却从未断过。到底中医与西医能不能结合？到底怎样才算中西医结合？我觉得前文中已经说得很清楚了，能"提高临床疗效""阐明一些我们解释不了的机理"就是中西医结合。

有人说中医治本，西医治标，我认为是片面的；还有人说西医副作用大，中医没有副作用，我认为这是相对的。孕育中医的文化母体是从商、周一直延续至今的中国传统文化。它以农耕文化为主体，以周易、道家、儒家为主要思想代表，连续稳定地发展了几千年。虽然，我国社会和文化发生了重大变革，影响和改变着中医队伍和中医研究，但至今没有引起中医经典学术的任何改变。西医诞生于西方文化中，文化背景不同，导致思维方式不同。但无论如何不同，两者都是以人为主体，都是研究人的健康与疾病，两者有很大互补性。

具体来说，中西医结合的方式和途径有以下几个主要方面。

1. 结合疾病的诊治

包括在诊断上的病证结合，在治疗时的综合协调，在理论上的相互为用。病证结合就是运用西医诊断方法确定病名，同时进行中医辨证，做出分型和分期。这样就从两种不同的医学角度审视疾病，既重视病因和局部病理改变，又通盘考虑疾病过程中的整体反应及动态变化，并以此指导治疗。综合协调是指在治疗的不同环节按中西医各自的理论优选各自的疗法，不是简单的中药加西药，而是有机配合、互相补充，这样往往能获得更好的疗效。相互为用是根据不同需要，或侧重以中医理论指导治疗，或侧重以西医理论指导治疗，或按中西医结合后形成的新理论指导治疗。

2. 结合中西医诊断方法的研究

主要是用西医学和现代科学方法研究中医四诊，或创造新的诊法。开展最多的是经络诊法和脉诊、舌诊。经络诊法是把中医学关于经络检查所见和西医诊断联系起来，通过相关性研究，创立耳穴诊病法和经络检查法。通过各种脉象仪、舌象仪，把医生诊脉时的指下感觉用图像、曲线、数字等客观指标表示出来，把各种舌诊所见舌苔、舌质的变化通过病理形态学、细胞学、生物化学、血液流变学及光学等方法客观地反映出来；另外对脉象及舌象进行中医相关对照，以及从病理生理学、生物化学、微生物学、免疫学、血流动力学等多方面进行原因和机理探讨。这项研究有利于中医四诊实现仪器化、客观化和规范化。

3.结合中医治法治则的研究

主要集中于对活血化瘀、清热解毒、通里攻下、补气养血、扶正固（培）本等治则的研究。方法是在肯定疗效的基础上，摸清用药规律，筛选方药，进而对适用该治则的有关方药进行药理作用、成分、配伍机制的实验研究，再将所取得的认识放到临床实践中验证。

4.结合中医学基础理论的研究

中医学基础理论内容十分丰富，有些与西医学理论完全不同，以往曾开展对阴阳学说、脏象学说、气血学说及有关"证"的研究等，主要是从西医角度去探索。其方法是先以临床为据确立研究对象的特征，然后通过建立中医理论的动物模型或动物疾病模型，以寻找中西医理论上的结合点。

5.结合方剂药物的研究

包括用西医理论和方法，对传统方剂的作用加以说明。其特点是医药结合，临床与实验结合，单味药物研究与复方研究相结合。

6.结合针灸及经络研究

大致有五个方面：一是把针灸应用于西医临床各科，所治疾病已达300余种；二是传统针刺技术与西医理论和方法结合，创立头皮针、耳针疗法和电针、激光针疗法，穴位注射方法等；三是用生理学、生理化学、微生物学及免疫学方法研究针灸对人体各系统的作用机制，为针灸提供现代科学依据；四是通过对针刺麻醉的临床应用和针刺镇痛原理研究进行结合；五是在肯定经络现象、总结循经感传规律的基础上，融汇中西医理论，以现代实验方法与科学抽象方法相结合，探索经络机制。利用现代科学技术和实验方法研究经络及针灸作用原理的一门新学科——实验针灸学，已经在中西医结合的过程中逐步形成。

但是，从提及中西医结合至今，一直是中学西。因为西医是主流医学，这使得很多从事中西医结合事业的人，潜移默化地向西医靠拢，结果就是迷失自我或"四不像"。中医是中国几千年传统文化的产物，中国文化的现代发展只能"古为今用，洋为中用"，必须也正在吸收西方文化的积极因素，但不可能脱离传统轨道，另起炉灶而西化。没有中国传统文化的复兴与发展，就不可能有中医的复兴与发展，必须将中医的现代发展融于中国传统文化的现代复兴和发展中。中医的现代发展应当也正在吸收西方文化的积极因素，但不可能脱离中国文化母体而另投胎于西方文化母体。把中医发展从中国文化母体中剥离出来的做法，是注定不能成功的。因此，中西医结合是在保持自我的前提下，吸取对方的优点，而不是舍弃自我，融于对方。

我认为，中西医结合的突破口依然是"临床疗效"。有人提出，"医无新旧，理直为用；药无中西，唯效是崇"。临床上协其所同，存其所异，强调疗效好、副作用少、经济实用等医患双方的共同需求，也是中西医寻找的共同点及中西医结合的基础。我长期工作于临床，也做过临床科研，因此，我认为中西医结合首先要立足于临床，取材于疗效。如应用保和丸治疗食积，在绝大多数的情况下可以取得理想的疗效。但有一些胃炎或肠道疾病的患者容易在饮食方面出现问题，很容易复发。我们可以通过对胃肠环境的了解、对胃肠结构的了解，来重新认识疾病的原因，以期在治疗上取得长久的治疗效果。另外，如中医中的血瘀，与西医的脑梗死、冠心病血栓的形成有很大的关系。在血栓形成前，我们对血管结构、凝血功能、凝血因子的研究就会使我们发现一些端倪。这也可以帮助我们更好、更明确地阐述疾病，也可以在治疗上为我们提供思路和方法，从而取得更满意的临床疗效。

另外，我认为我们应该提倡西学中。中医药学是一个伟大的宝库，应当努力发掘，加以提高。近年来，除原有西学中人员坚持搞中西医结合外，新的西医学习研究中医可能并不太多。目前医学科学迅速蓬勃发展，知识要求不断更新，我们可以有计划地引导广大西医学习传统中医，这很有必要，有利于应用现代最新技术来研究中医，发掘中医的精华。国家有关部门也不断鼓励支持西医大夫和医学生学习中医。相信在不久的将来，中西医结合一定前途广阔。

九、谈经验方学习

经验方是中医师通过长期反复的临床实践，对行之有效的病例进行总结所形成的相对固定的方剂，对临床有重要的指导意义。在实际运用中，中医师常会在相对固定的经验方基础上，根据患者的个体化临床特征进行药物加减运用，从而达到最佳的个体化治疗，并提高临床疗效，这正是中医师辨证思维的关键。因此，我认为经验方的灵魂就是辨证论治。对经验方的学习，就是学习辨证论治的过程，学习经验方加减应用的变化。

总结我几十年的临床治病经验，有保和丸加减之序列经验方。下面通过介绍我的经验方和中消胀汤，谈谈经验方的学习。

和中消胀汤：由保和丸加厚朴、炒枳壳、木香、焦槟榔、炒鸡内金组成。方效：健运脾胃，祛湿清热，理气消胀。方中以保和丸健脾胃，化痰湿，资化源，寓补于消；木香、炒枳壳以宽中理气；焦槟榔、炒鸡内金消食导滞。诸药合用，共奏健脾和胃、理气消胀之功。

验案举例1　王某，男，48岁，务农。以胃脘胀痛8个月余为主诉就诊。8个月前无明显诱因出现胃脘胀痛，夜间疼痛较重。西医诊断为红斑性胃炎，现求治于中医。

2013年10月25日初诊。症见胃脘胀痛，夜间疼痛较重，听诊肠鸣音亢进，喜按，进食后觉胃中舒服。伴头晕6年余，时有头部昏沉感。偶有胆囊处疼痛。不欲饮食，咽喉疼痛，舌头疼痛。2年来体重逐渐下降，双腿酸胀，站起时膝关节作响。舌质深红，苔黄厚腻，脉沉弦。血压130/100 mmHg。既往史：肾结石。2011年4月6日血液检查示：同型半胱氨酸37.6 μmol/L，甘油三酯1.85 μmol/L，前白蛋白431 mg/L。2013年4月3日多普勒示：头颅左前动脉痉挛，基底动脉、双椎动脉痉挛明显。胃镜提示：红斑性胃炎。西医诊断：①红斑性胃炎；②肾结石。中医诊断：胃痛，证属痰湿血瘀内阻。治用健运脾胃、清热化湿、活血化瘀之法。方拟和中消胀汤加减。

处方：和中消胀汤加当归15 g，制香附10 g，白芍20 g，甘草10 g，生姜3片，大枣5枚（切开）。7剂，每日1剂，水煎取汁250 mL，分2次服。嘱其忌食辛辣刺激及肥甘厚味，饥饱适宜；勿劳累；畅情志。

二诊（11月5日）：服上方后胃脘胀痛明显减轻，排气较多，大便不成形，仍头部昏沉，近日觉喉间有热气上冲，舌质深红，苔黄厚，脉弦滑。守上方加太子参20 g，远志10 g，石菖蒲20 g。7剂。

三诊（11月15日）：服上方后胃脘胀痛消失，排气较多，纳食增加，大便不成形，头部昏沉减轻，喉间热气上冲感消失，舌质深红，苔黄白相间略厚，脉沉弦。血压120/90 mmHg。守上方加白术15 g，继续巩固疗效。

分析：本案所患系痰湿血瘀内阻之胃痛，相当于西医的胃炎、十二指肠溃疡等。多由于饮食不节，嗜食辛辣，或肝郁气滞，而致脾胃升降失职，酿生痰湿，蕴久化热，湿热损伤胃络，日久成瘀，渐成胃炎。患者胃脘胀痛，夜间疼痛较重，是气滞血瘀的表现；舌质深红，苔黄厚腻，脉沉弦，头部昏沉感，为湿热内阻，上蒙清窍之征；脾胃虚弱，纳运无力，水谷精微不能滋养脏腑，则体重逐渐下降。故治宜健运脾胃、清热化湿、疏肝和胃、活血化瘀之法。方拟和中消胀汤加减，其中以和中消胀汤健运脾胃，祛湿清热，宽中理气。二诊中患者仍头昏，则为痰湿上扰清窍，故加石菖蒲、远志化痰醒脑；三诊患者仍有大便不成形，则是脾虚湿盛，故加白术健脾利湿。一、二、三诊用药步步紧逼，环环相扣，共奏健脾利湿、顺气消胀、活血化瘀之功，则病症自除。

验案举例2 毛某，男，70岁。患者以胃脘胀痛10余年，加重2个月为主诉就诊。患者有10余年胃痛史，2个月前饱餐后出现胃脘胀痛，间断性疼痛，伴有呃逆、嗳气。吃硬馒头时咽部无障碍，空腹无烧心感。现求治于中医。

2013年10月5日初诊：症见胃脘胀痛，间断性疼痛，伴有呃逆、嗳气。吃硬馒头时咽部无障碍，空腹无烧心感，纳食一般，食稍多则胃不适，自觉身体软而无力，入睡难，大便不成形，日行5～6次，小便正常。舌质红，苔黄稍厚腻，脉沉弦滑有力。患者中青年时身体尚健，无饮酒吸烟史，2013年8月23日胃镜提示：①慢性浅表性胃炎；②胃窦黏膜白斑；③十二指肠球炎；④食管炎。病理活检（食管）：增生的鳞状上皮组织。彩超：肝多发囊肿。心电图示：心率50次/分。西医诊断：①慢性浅表性胃炎；②胃窦黏膜白斑；③十二指肠球炎；④食管炎。中医诊断：胃痛。此乃中焦失和，升降失职，湿热内蕴，胃络损伤，气虚血瘀，渐成胃炎。气机阻滞则胃脘胀痛；湿热下迫大肠并下元不固，而致下利；心气不足，鼓动无力，而致心率缓慢、身上软而无力；饮食不节，脾胃受伤，宿食停滞，胃气不和，而致不得安寐、入睡难。治用健运脾胃、清热化湿、益气活血化瘀、固脱止利之法。方拟和中消胀汤合葛根芩连汤、赤石脂禹余粮汤加当归、炒白芍、炒白术以健运脾胃，祛湿清热、消胀止痛、益气活血化瘀、涩肠固脱止利。

处方：和中消胀汤加当归15 g，炒白芍15 g，葛根15 g，黄连6 g，黄芩15 g，甘草10 g，赤石脂20 g，禹余粮20 g，炒白术15 g，生姜3片，大枣5枚（切开）。10剂，每日1剂，水煎取汁250 mL，分2次服。嘱其忌食辛辣刺激及肥甘厚味，饥饱适宜；勿劳累；畅情志。

二诊（11月15日）：服上方后大便基本成形，胃脘不再疼痛，余症减轻，仍觉身体软而无力，舌质淡红，苔薄黄，脉弦。此乃脾胃健运，湿热渐除，病情将愈佳兆。然患者心之气阴尚未恢复，故加生脉散以补益气阴。原方中加太子参20 g，麦冬10 g，五味子15 g。7剂。

分析：本案所患系中焦失和、湿热下迫、心气不足之胃痛，相当于西医的胃炎、十二指肠溃疡。乃由于饮食不节，嗜食辛辣，中焦失和，升降失职，湿热内蕴，胃络损伤，气虚血瘀，渐成胃炎。湿热中阻，脾胃失运，升降失常，胃络损伤，气虚瘀血停胃，则胃脘疼痛；胃气上逆则呃逆、嗳气；舌质红，苔黄稍厚腻，脉沉弦滑有力，为湿热内阻之征；胃脘胀痛是气机阻滞的表现。故治宜健运脾胃，清热化湿，消胀止痛。

方拟和中消胀汤健运脾胃，祛湿清热、消胀止痛。然患者有气滞血瘀之表现，故以当归活血化瘀通络，白芍以缓急止痛。诸药合用，湿祛热除，气机调畅，胃络畅通，胃得其养，瘀血除则疼痛自除，气机畅则胀自消。患者有大便不成形，日行5~6次，既与湿热下迫大肠有关，又与下元不固有关。因此，在和中消胀汤基础上用葛根芩连汤以清热利湿止利。君药葛根既清阳明之热，又升发脾胃清阳之气止泻生津。臣药黄连与黄芩，苦寒相伍以清热燥湿、厚肠止痢。佐炙甘草以甘缓和中，调和诸药。又考虑到患者已70岁，年事已高，下元不固而致滑脱下利，故又加赤石脂禹余粮汤以涩肠固脱止利。方中赤石脂甘温酸涩，重镇固脱，涩肠止血、止利；禹余粮甘平无毒，敛涩固下，能治赤白下痢。二诊患者仍觉身体软而无力，是心之气阴尚未恢复之象，故加生脉散以补益气阴。

以上两则案例，我在和中消胀汤的基础上，根据患者具体临床表现及病情变化，通过辨证论治，加减药物，以达到治愈疾病之目的。因此，我认为世界上没有"万能"的经验方，但却有"万能"的基础经验方。学习经验方，就是学习它的辨证论治，它的用药加减思维。学习经验方，不单要学它方剂的本身，更重要的是学它千变万化的规律和变化中应用的思维模式。

十、谈时方的临床应用

提到时方，就不能不提经方。经方是时方的基础，时方是经方的发展。

关于时方的定义和起源说法很不一致，有人认为仲景之后的方都称时方。有人认为金元时期医学上分刘、张、李、朱四派，并有"古方不足以治今病"的说法，同时他们亦各自提出新的方剂及治疗上的学术主张，所以认为时方应起于这个时期；亦有人认为明清之际，温热学说兴起，叶、薛、吴、王等人的治温病诸方，才算时方，而与伤寒的经方分庭抗礼。但是一致的看法是，治温热方是时方，同时无论时方的范围如何大，治温热方都可以说是时方里的突出部分。至于时方的流传，众多的意见认为时方是结合时代的要求而发展起来的。

时方的特点，学界多认为在若干新的疾病的治疗上胜过经方。时方包含药物2000多种（指李时珍《本草纲目》以后），药物取材数量远高于经方。但在立法法则的严谨上，尚有争议。一部分学者认为，时方已完全发挥和继承了经方的优点；亦有学者认为，时方制方不够严谨。关于时方的争议我们尚且不提，时方为中医事业发展、中华民族的延续与传承做出的巨大贡献我们不能否认。

时方是在经方的基础上，结合时代特点，加减变化而来。因此，我认为时方在临床上的应用着重在"灵活"二字。然，药物分经理论的引入，限制了一些中药的临床应用宽度，因此，药物选用要根据患者病情与医者经验酌情加减。我认为时方在临床上的应用要灵活多变，下面以保和丸的临床应用加以说明。

1. 保和丸治疗喘证

患者，男，62岁。主诉：胸闷气喘，咳嗽痰多20年，伴双下肢水肿3年。现小便量少，双下肢水肿，不能平卧等，在当地诊断为慢性阻塞性肺疾病，并发慢性心功能不全，1年前退休后回本地休养。患者近1个月来，因感冒后咳嗽痰多，闷喘不能平卧，夜间常闷醒，双下肢中度水肿，面色紫暗，口唇紫绀，舌嫩暗，苔白腻，脉弦滑。颈静脉怒张，桶状胸，双肺底可闻及湿啰音。西医诊断：慢性阻塞性肺疾病、慢性心功能不全。中医诊断：喘证、水肿。证属脾肺气虚，痰浊不化，上犯于肺，肺失宣降。治以调理脾胃，化痰平喘。

脾胃位于中焦，是水液代谢的枢纽，气血生化之源。对于肺心病的治疗，调理脾胃，促进脾胃运化，能从根本上减少痰浊的生成，以绝痰湿之源，保持肺的清肃，促进水液代谢。益气健脾，气血充足，肺、脾、肾等脏腑功能才能从根本上得以恢复和逆转。本方案除了应用益气健脾药物之外，又应用了保和丸加炒鸡内金、炒麦芽等，另以葶苈子泻肺利水以平喘，车前子、泽泻利尿以排除水湿痰饮之邪。待水肿消退，喘闷减轻进入缓解期，则以补气健脾为主，以保和丸合人参、黄芪、白术。患者服用1个月后，改为间断服用，月服10~15剂，随访未再发作。

2. 保和丸治疗胁痛

王某，男，43岁，右胁疼痛3年，腹胀大而满3个月，屡用利水诸法不效。就诊时见：腹大如鼓，按之如囊裹水，脘腹痞满，面浮肢肿，右胁胀痛，尿少便溏，舌苔白腻，脉沉无力。经B超及肝功能等检查诊断为慢性肝炎、肝硬化腹水。中医诊断：胁痛。证属脾虚肝郁，水湿内停。方用保和丸化裁方（培土荣木汤）加减（培土荣木汤由保和丸加当归、白芍、青皮、郁金、枸杞子、炒鸡内金组成，主治肝炎、胆囊炎、胆结石、肝硬化等疾患）。

本病乃肝、脾、肾受损，气、血、水互结所致，邪实而正虚，故治疗在行气、活血、利水的基础上，须配合扶正药物。"见肝之病，知肝传脾，当先实脾"。以培土荣木汤治疗该病，一则健脾疏肝，扶助正气；二则减少药物的副作用，增强疗效。且腹水消退之后，肝脾肾正气未复，气滞血络不畅，腹水仍有可能再起，此时仍须健脾疏肝，培补正气，善后调理，以防复发。服用1个月后，腹水消退，胁痛消失，病情平稳。

3. 保和丸治疗痴呆

张某，男，60岁。患者1年前曾患脑梗死，出现半身不遂，经治2个月余病情好转，但渐见表情呆滞，反应迟钝，沉默寡言，言语不清、记忆力、计算力、理解力、定向力均明显减退，呈进行性加重，伴纳少，口泛痰涎，舌质暗，有瘀点，苔白厚，脉沉弦滑。检查：头颅CT示脑白质脱髓鞘。中医诊断：老年呆病（痰瘀互阻，肾精不足）。西医诊断：血管性痴呆。治则：和中化痰，祛瘀通络，补肾益髓。

我对老年呆病采用"三步疗法"，即第一步和中化痰，以资化源。盖中焦为生化之源，亦为生痰之源，痰浊阻滞脉道，使血流受阻，清阳不升，则元神失养。治宜用保和丸加远志、石菖蒲、郁金，以使中焦健运，痰源乏竭，血行流畅，而元神得养。第二步化痰祛瘀，疏通经络。因痰可使血行黏滞，脉道变细，血脉不畅，由痰阻而渐致血瘀，痰瘀互结，血行不利，清气不能上荣元神，则痴呆由生。方用保和丸合桃红四物汤加蔓荆子、菊花、丹参。如此可使痰瘀祛，脉络通，则呆症可除。第三步补肾益髓，增进智能。经过前两步的治疗，患者纳食增进，脉道渐通，则其虚可补。在补的同时，仍要兼顾痰瘀这两大病理因素，随症治之。此"三步疗法"，临证灵活运用，随症加减，效果颇佳。本案患者经"三步"约9个半月的治疗，临床症状消失，智能恢复正常，生活完全自理。随访2年未再复发。

4. 保和丸治疗牙痛

郑某，女，52岁。因左侧下牙痛伴腹部不适1个月余就诊。患者自述1个多月前出现牙痛，服用西药疗效不佳，现牙痛伴胃酸，胁肋不适，呃逆，平素头部昏沉，吐白痰，吐痰不利，纳食少，易犯困，二便调，舌红，苔白厚腻，脉弦。中医诊断：牙痛。证属痰湿蕴结，阴虚火旺。治宜理气化痰，滋阴泻火。方拟保和丸加减。

本案所患系痰湿蕴结，阴虚火旺之牙痛。患者脾胃素虚，痰湿内盛，湿邪上蒙清窍，清窍不利，故头部昏沉、易犯困；脾运不及，胃纳不化，痰浊停胃则吐白痰，不欲纳食。方用保和汤健脾运胃，燥湿化痰，使脾主运化和胃主受纳功能恢复正常，以绝痰源，防痰湿蕴结化热。方中连翘散结清热，陈皮理气化痰，炒莱菔子消痰下气，焦山楂善消油腻积滞且活血化瘀，焦建曲健脾消食，半夏燥湿化痰以健脾，佐用川贝母以清热化痰，痰与热结，胶痼难去，当先化痰祛湿为先，再图清热。肝气郁滞则胁肋不适，肝气犯胃则胃酸、呃逆，故加用焦麦芽以疏肝理气和胃。中医认为牙痛属"牙宣""骨槽风"范畴，多与手足阳明经关系密切，大肠、胃腑积热，或风邪外袭经络，郁于阳明而化火，火邪循经上炎而发牙痛。故治疗用黄芩以清热燥湿。《名医别录》记载黄芩可疗痰热、胃中热。胡黄连具有退虚热、消疳热、清热燥湿、泻火解毒的功用，配银柴胡，以增强除虚热之力。患者舌质红是血分有热之象，用银柴胡和地骨皮以清热凉血。另外，因为肾主骨，齿为骨之余，肾阴不足，虚火上炎亦可引起牙痛。方中地骨皮入肺、肝、肾经，《本草纲目》记载其"去下焦肝肾虚热"。服用14剂后，临床症状消失。

除此之外，保和丸化裁方还能治疗咳嗽、水肿、痹证、头痛、眩晕等疾病，在此不再一一列举。

总之，时方的临床价值体现于灵活多变，这也是时方临床应用的宗旨。